スピリチュアル・ケアの生き方

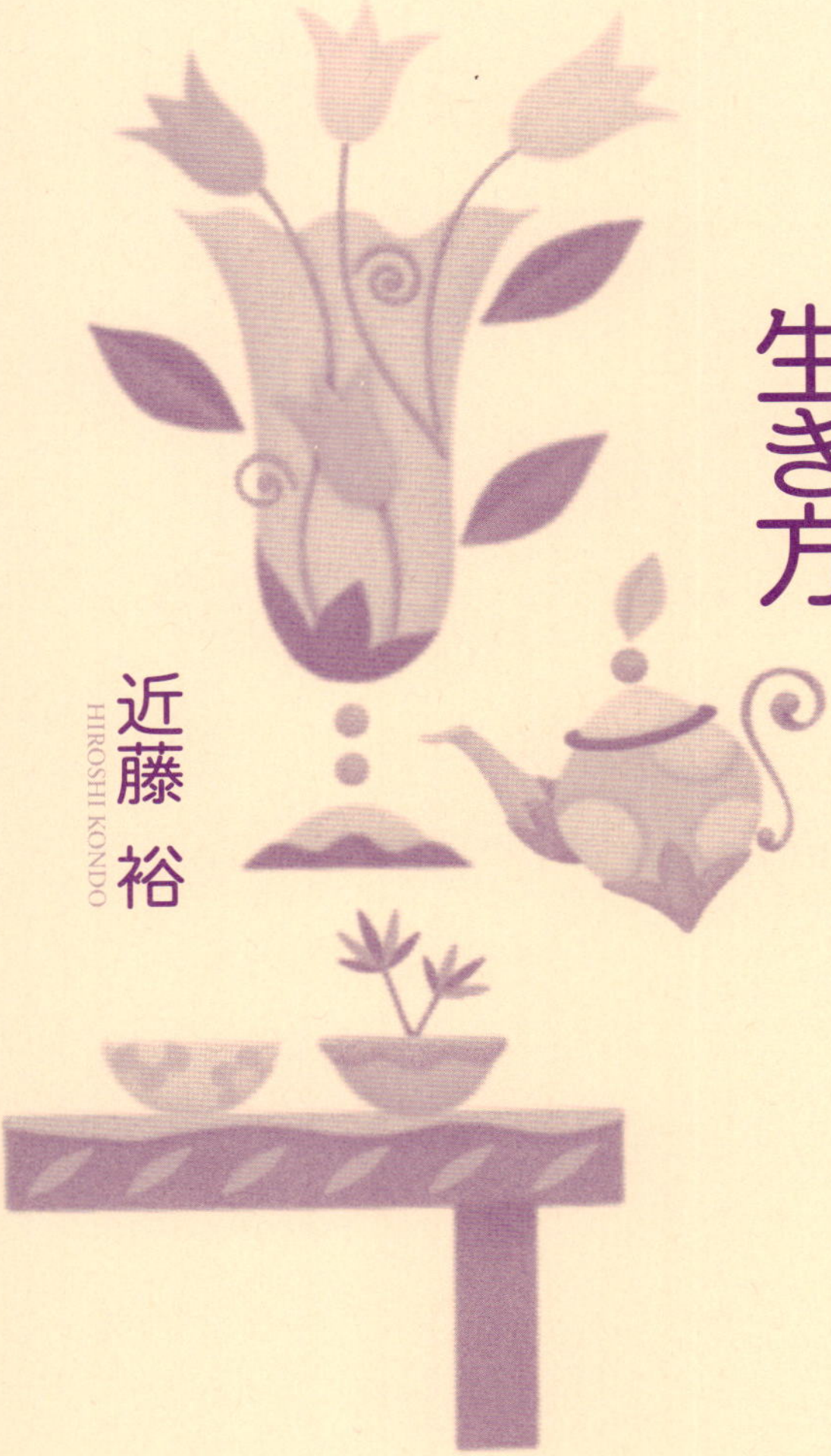

近藤 裕
HIROSHI KONDO

地《ぢ》湧《ゆう》社

スピリチュアル・ケアの生き方　目次

推薦の言葉

聖路加国際病院理事長
日野原　重明

このたび、ライフマネジメント研究所の近藤裕所長により『スピリチュアル・ケアの生き方』と題した本書が出版されることは、喜ばしいことと思う。

最近、病の癒しに、また人間の生活行動の改善に、また生活の質（Quality of life）の確保に、スピリチュアルなアプローチが有意義なことが強調されるようになった。そしてスピリチュアリティをテーマとした論文が数多く発表され、終末期医療の専門誌「ターミナルケア」にもスピリチュアリティの特集が組まれるようになった。

私は、たまたま二〇〇三年の八月末に、スピリチュアル・ケアを体験するツアーの団長を英知大学教授の高木慶子シスターの勧めで引き受けたが、これに参加された近藤裕所長は、フランスのルルドの聖地を訪れた際に強烈なスピリチュアリティのシャワーを受けられたのをきっかけに、本書を書き下ろされたのである。

本書には、人間の健康を定義したＷＨＯの在来の憲章にはスピリチュアリティへの言及が欠けているとの理由で、この憲章の改変の議論がWHO内で行なわれている実情が詳しく述べられている。

これは、英国のオックスフォード大学の関連施設で独立型ホスピスをいち早く始められたロバート・トワイクロス博士が、ターミナルケアにはスピリチュアル・ケアが必要なことを早くから唱え、しかも彼はホスピス運動のWHOコンサルタントであったことから、彼の考え方がWHOの健康についての考えの刷新に大いに寄与したのではないかと私は推測している。

こういった興味深い話をとりあげながら、今日の時代に人間がよく生きるためには、なぜスピリチュアリティが末期患者でなくても重要視されなければならないのか、本書には、熱情的な文脈の中に繰り返し説かれている。

広い学識をもとに、人間の心理分析の現場で多年働いてこられた近藤先生のこのスピリチュアリティ論は、強い説得力をもって読者の心に迫ってくると思う。

本書が人間の命を真剣に考えるさまざまな分野で働いておられる人々に、また宗教家、医療従事者、介護関係の専門職や学生、またボランティアの方々に、広く読まれることを期待し、本書を推薦したい。

「傷ついた癒し人」

「生と死を考える会全国協議会」会長
英知大学教授　高木　慶子

近藤裕先生とは、本書の原点となっております「日野原重明先生と行く『スピリチュアル・ケアの体験による研修ツアー』」に昨年と今年、ご一緒させていただき、先生のお人柄とご研究の広さ・深さに、また、心身のケアや教育にかかわってこられた長年の現場でのご経験の豊かさにふれ、強い感銘を受けました。

先生は心理学や生き方に関するさまざまな本を数多く出版されておられますが、私個人といたしましては、この書はこれまでに勝る充実した内容ではないかと感じております。それも「先生ご自身の癒しの体験」が本書の基線となっていて、「傷ついた癒し人」つまりこころの傷が癒されて、癒し人となられた事柄と、その感性が文面のすみずみに満ちており、それを基として、今、新たに『スピリチュアル・ケアの生き方』というテーマで、読者の胸に響くことばを投げかけておられますことを大変うれしく、誇りとさえ思います。

日本の社会では、まだ「スピリチュアル」という英語を適当な日本語として訳すことばが見つかっておりません。そのため英語のまま使用しているのですが、日本人にその感性がないわけではなく、すべての人が「スピリチュアル」な存在であることは誰にでも理解できることであると考えます。

私はターミナル(終末期)を迎えた病んだ方たちの「スピリチュアル・ケア」に長年かかわって参りましたが、これらの方々の多くが最期に問われる事柄は「自分の存在と人生の意味は何だったのか?」、また「これからどうなるのか?」——つまり「死を越えても持てる希望はあるのか?」という問いかけでした。このような問いそのものが「人はスピリチュアルな存在」であることの証しでしょう。

この本は、すべての人々がどのような状況にあっても「希望を失わずに、愛し合えるこころ」を持って生きるためには、日常生活においても、私たちはどれほど自分自身と人々に対して「傷ついた癒し人」でなければならないかを、説得力のあることばで語りかけています。

今日、多くの人が「こころの傷の痛みを感じて」おられると思います。このような時代だけに、本書の大事さが輝くのではないかと考え、一人でも多くの方々の目に触れますことをこころから願っております。

スピリチュアル・ケアの生き方

プロローグ——聖地ルルドでの癒し

ルルドの泉の〝奇跡〟とは

この日、ルルドは朝霧の中に静かな夜明けを迎えた。九月の初頭、この地方もまだ夏のさなかだが、ルルドの朝はひんやりとした空気が肌に心地よい。

フランスの南西部、ピレネー山脈の裾野の谷間に位置するカトリックの聖地。この地の泉の湧き水に癒しの効果があると信ずる人々が集う巡礼の地。その泉を中心に、沐浴場、教会堂、病人やその家族を迎えるケアの施設などが聖地の中央にあり、周辺の街にはいくつものホテルが立ち並ぶ。

ルルドには夜明け前から多くの人々の動きがある。でも、そこには都会の雑踏がかもし出す喧騒さはない。まるで映画が途中で突然、音声を失い、スクリーンに映る人々の群れが黙々と歩を進めているのを見ているような感覚で、なにか奇異であり、また、なにか予期しないことが起きるかもしれないという期待を感じさせる光景でもある。

ルルドの街のあちこちから、〝聖地〟の隅々から、人々が三々五々と群れをなし歩を進めている。それもひとつの方向に向かって。ただひとつの目的のために。ルルドに集う人たちは一人の例外もなく、〝癒し〟を求めているにちがいない。

私は、この日、フランスにおける「スピリチュアル・ケアの体験による研修ツアー」(団長は聖路加国際病院理事長の日野原重明氏)に参加し聖地ルルドを訪れた。私がこのツアーに参加したのも、私自身の〝癒し〟のためだった。

このように病人が癒されるという泉を中心とした〝聖地〟を世界の国々から主としてカトリックの信者たちが訪れる。その数は年間五百万人にもおよぶという。

今から約百五十年昔のこと、聖母マリアが少女ベルナデッタの前に十八回も現われた(西暦一八五八年)と伝えられる洞窟がある。その入り口に立つ聖母マリア像の前でぬかずき祈りをささげる人は、夜明け前から深夜にいたるまであとを絶たない。

聖母マリアは「この泉の水を飲み、体を洗いなさい」そして「この洞窟の上に礼拝堂を建てなさい」とベルナデッタに語ったという。そのお告げに従って、ベルナデッタや、そのうわさを聞いた村中の信徒たちの手で、この地に泉の水による沐浴場や礼拝堂が建てられたのだ。

そしてやがて、このルルドの泉の水を求めるために世界各国から人々が集うようになっ

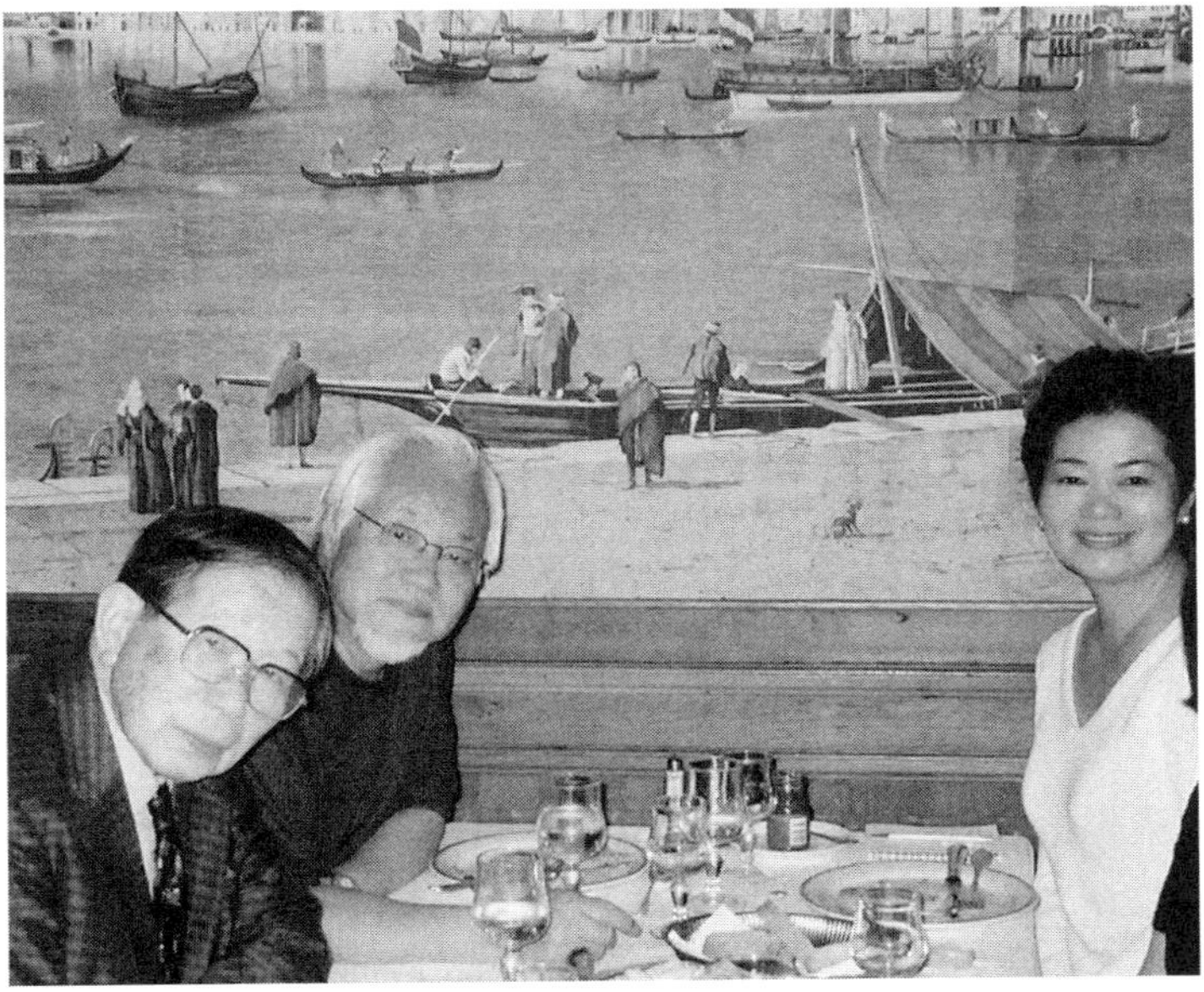

ルルドのホテルの壁画の前で　日野原先生、著者、たけながさん

た。この泉の水が今はポンプで汲み上げられ、いくつもの蛇口から汲み取れるようになっている。人々はボトルや容器をかかえて、いくつもの蛇口の前で列をなしている。

また、霊水による沐浴を受けるために、早朝から人々は行列をなし、順番を待っている。

私も、早朝からその列に加わった。「おはよう」と声をかけると、先に並んでいた人々がどこの国の言葉かわからないが、笑顔で応えてくれる。そこに居並ぶ人たちの顔は、一様に優しく、清純さが漂っている。

沐浴は午前九時からというのに、七時頃にはすでに何十人もの人が列をなしているのだ。男女それぞれに専用の沐浴場が二つずつ並ぶ。

自分の番がくると、一グループ四人がいっしょに招き入れられる。まず脱衣場で順番を待つ。脱衣所にはボランティアの世話役がいて、いろいろと指示してくれる。待つこと数分。一人ずつカーテンの向こうにある浴場に招き入れられ、左右二人の介添人に抱きかかえられ浴槽に入る。

体を沈める前に、水槽の前の端にある聖母マリアの像に口づけをするように指示される。水槽にあお向けになり、体を沈める。肌を切るような冷たさだが、身も心も一瞬ひきしまったと思ったら、すぐに両方の介添人に腕と体をかかえられ、水槽の外に踏み出る。大きなタオルで体が包まれ、脱衣所にもどり、衣服をまとい外に出る。肌に感ずる空気がさわやかだ。

五十数年前にプロテスタントの教会で浸礼《バプテスマ》（新しく生まれ変わったという信仰体験の証しとして行なうバプテスト派による儀式）を受けたときの体験がよみがえってきた。私が、この地ルルドで「心の癒し」（このことは、もう少しあとでふれる）を体験した直後のことであったので、まさに、私の新しい人生の再出発を象徴する実に意義深い沐浴の体験であった。

このように、ルルドには泉の霊水による癒しを求める人たち、霊水による沐浴を求める人たち、聖母マリアの〝とりなし〟を求める祈りのために集う人たち、ミサに参列する人たちが群れをなしてやってくる。病める人をはじめ、その病人を支える家族や友人たちも、車椅子の人も、なかにはストレッチャーに寝たままミサに参加する人たちもいる。

このルルドで〝病〟が癒された人たちはどれくらいの数になるのだろうか。その数は必ずしも正確には把握されていないようだ。ルルドには医師たちが何人も常駐しているという。病気を治療する病院ではないが、病人をケアする施設もある。それも立派な施設だ。

霊水によって〝病気が治った〟という報告を本人や家族などから受けると、医師団は、それが科学的に証明されるものかどうかを検証する作業に入るという。医師団には、カトリックの信仰を奉じない医師も加わっていて、偏見や独断により「奇跡による癒し」という断定を下さないようにしているというのだ。

どうしても科学的、医学的には治癒した要因が証明できない事例は、地区の教区の大司教に報告される。そして大司教の名において「奇跡による癒し」であると公表される仕組みになっているという。

このルルドの霊水による奇跡的治癒と認定された事例は希少だが、現実に起こっている、と医学証明医師団の代表医師は語っていた。

「人間の限られた理性では理解できない不思議（wonder）な現象は、この世の中に少なからずあります。それが科学的に証明できないからといって、存在するという事実は否定できません。それを否定すること自体が非科学ではないでしょうか」とも同医師は語っていたのが印象的であった。

そして、ひとつの不思議な出来事がその当事者にとってすてきな体験であるなら、その人にとってはすでに〝奇跡〟（miracle, wonder　驚くべき出来事）として受け容れられている。そういうワンダーフル（wonderful　驚きに満ちた）な出来事が、ルルドでは日常的に起きているように私には思えた。

〝傷ついた癒し人〟たちのコミュニティー

この地ルルドには実に多くの人たちが、世界各国からボランティアとして働きに来ている。ルルドに集う病める人たちを介護し、手厚いケアを施している。病人に付き添ってくる人たちの世話もする。これらの人たちの手厚いケアを立派な施設で受けることで、病人たちの心が、まず癒されるにちがいない。

ルルドでは、毎夜、聖地の中心にある礼拝堂の前の広場で、ロウソクの光によるミサが行なわれる。時間がくるとロウソクをそれぞれ手にかざし、人々が列をなしあちこちから集まってくる。

その様は、実に厳粛な光景だ。広場の前の数列はボランティアや家族に押されて集うストレッチャーに寝たままの病める人たちで埋まる。次に車椅子の人たちが列をつくる。歩ける人たちや健常者はその後方に並ぶ。こうして集う人たちの数は数千名。

とかく病人や障害者であるゆえに、健常者や社会から疎外され、特別視されているという体験を日々重ねる中で萎《な》えてしまったり、病んでしまった心が、人々から敬意をもって接せられ、手厚くケアされるというルルドでの体験によって、安らぎを与えられ、癒されたとしても不思議ではない。

人間としての尊厳の回復が、病んだ人の心を癒すのだ。それが萎えていた身体の機能の回復をもたらし、病気の治癒を招くこともあるのだと思う。

ルルドで働く数多くのボランティアの人たちの笑顔が実に美しかった。そこで奉仕するボランティアの中に数名の若い日本人女性がいた。一人の女性は、旅先でルルドの話を聞いたことがきっかけで、この地を訪れ、そのままボランティアとして働きながらしばらく滞在しているのだと語っていた。

彼女がどんな目的で旅をし、どんなニーズがあってルルドを訪れるようになったかは定かではない。私たち一行が「スピリチュアル・ケアの体験ツアー」であることを聞き、「病める人たちをケアすることで、自分もなにかスピリチュアル・ケアを受けているような気がします」と語っていた。そう語る彼女のたたずまいに、満たされている人の静かな深い喜びを感じた。

私はルルドで働いているボランティアの人たちに〝傷ついた癒し人〟*の姿を見た。「自分の傷や病に気づき、癒されることによって、他者の傷と病を癒す人になりうる」という概念の生きた証人を見たような気がしたのだ。

*傷ついた癒し人——The Wounded Healer——の概念の原型は、旧約聖書の「イザヤ書」に語られている預言者イザヤの言葉にある。やがて現われると預言した救世主の姿……「その打たれし傷によりて、我らは癒されたり」（イザヤ書第五十三章五節）

また、先ほどの日本人女性のように、その逆の状況もあるだろう。他者の傷や病が癒される場にかかわることを通して、自分の傷や病に気づかされ、癒されるということも。癒しはまさに相互的な行為なのだ。

ルルドはこんな〝傷ついた癒し人〟たちのコミュニティーであるにちがいない。人間性に対する敬意。病む体験への共感をもって接する人たちの愛の行為。それも、押しつけがましさがなく、いとも自然に、当然のこととして示される愛の行為によって病む人が癒されるということがあって不思議ではない。

そして〝癒し〟をもたらす要素がもうひとつルルドにはある。豊かな自然環境だ。ピレネー山脈の裾野の緑に囲まれた谷間という立地条件。静かに流れる清らかな渓流の両岸に建ついくつもの会堂、ケア施設、洞窟の泉、沐浴場の一帯。そこにたたずむだけで〝癒しの波動〟が感じられる。

人の動きが少ない早朝、渓流に架かる橋の上で、私はその〝癒し〟の波動を感じた。この〝癒しの波動〟は耳で聞くものではなく、心で聴き、感じとるもの。〝自然〟の世界に心を開いた人にのみ聴こえてくるもの、感じとれるものなのだろう。

人間が、自分も自然の一部であることを想い起こして、自らの内にある〝いのち〟のエネルギーを活性化し、自然と一体となるときに、自然治癒力が働き、心と体に癒しがもたらされるのではないだろうか。

こういった癒しをもたらすエネルギーが豊かにあふれる自然や人々の優しさに包まれた環境の中で、まず人間のスピリチュアルな領域において癒しが生じる。それが心の癒しを招き、さらに体の病を癒すという〝奇跡〟をもたらすことがあったとしても不思議ではない。

深い〝癒し〟を体験して

実は私自身も、このルルドにおいて実に不思議な癒しを体験することになった。長年にわたって心の底に淀んでいた傷、私の母との関係に起因するトラウマ、心の傷が癒されるという重厚な体験をすることになったのである。そのことにふれよう。

私が産まれ育った家庭環境において受けた深い心の傷については、すでにいくつかの拙著の中で述べてきた。要約するとこういう体験だ。

夫婦仲が悪く、常に言い争い、ときに子どもの前で殴り合う両親。そして家出を何度もくり返していた母。夜中に子どもたちが寝静まった頃を見計らってか、台所の木戸をそっと開け、風呂敷包みをかかえてすっと暗闇に消えてゆく母。そんな母のうしろ姿を、物音で目を覚ました私は床の中から息をこらえながら見つめていた。言葉では表現できない、もろもろの負の感情が腹の底でうずき、嗚咽《おえつ》しながら。

そんな状況をつくり出した父への怒りが、私の父への態度に示されると、父からきびしい折檻を受けることになった。

こういった環境にあって独りでもがいていたときに、三つ歳上の姉に誘われ、家出を試みた。姉が九歳。私が六歳の頃だったと思う。わが家の近くの代々木の原っぱ（当時はそう呼んでいた。今の代々木公園）に野宿するためだった。姉は母親の財布から五十銭銅貨を盗みとり、「これでパンを買って、お腹が空いたら食べようね」という。

その夜、野宿をするはずだったのだが、私は、自分のしていることが何を意味するかもわからず、姉についていけば家の中の今の状況より少しはましだと考えたのか、ただ姉の誘いに従っていたが、きっとその後のことがどうなるかが不安になったのだろう。体の震えが止まらなかったことを憶えている。

姉に懇請し、夜半に家にもどったものの、激怒した父親は明け方まで戸を開けなかった。仕方なく、家の外で泣きつづけながら一夜を過ごすことになってしまった。

その年、それから数か月後に姉は腸結核で還らぬ人となった。私の存在の奥のほうで、大きな穴が空いたような感じがした。私の生涯における最初の大きな喪失体験であった。

こういった家庭環境に育った私の心が受けた傷は深く、癒えるまで長い年月が必要であった。両親に対して抱いていたもろもろの負の感情は、私の成長過程において心の奥底に閉じこめられていたが、折にふれ頭をもたげ、私を苦しめた。

周囲の人々との協調性に欠け、人間関係を形成するのが苦手な性向をもたらすひとつの原因になったようだ。特に女性との関係を築くうえで禍《わざわ》いとなったことはまちがいない。

容易に自己開示をすることができない性格をつくっていたのだ。他人から否定されること、拒絶されること、裁かれること、非難されることを恐れ、耐えられなかったのだ。

一方で、そういった家庭環境で育ったことが、心の世界に目を向け、学問的関心を抱くようになり、挙げ句には心の領域の職業を選択する大きな動機づけになったと思う。その職業に、当初はキリスト教の牧師という、〝聖職〟の道を選んだのだが、その道の半ばにして関心の領域が広がり、サイコセラピーという心の臨床の世界に足を踏み入れることになった。

それから四十数年の年月が経った。この間、私の中に潜在的に宿っていた母との関係の中で受けた心の傷の癒しを求め、いくたびかセラピーを受けた。そのたびにそれなりに問題をクリアし、〝癒し〟を体験してきたけれども、その〝癒し〟は今にして思えば不十分なものであったのだ。

いまだ癒されていなかった問題があった。両親に対し、特に母親に対して負の感情を抱きつづけてきたことへの自責の念に悩まされていたことだった。両親を赦《ゆる》すことができないでいる私の心はさいなまれ、その苦しみから解放されていなかった。そしてそういう自分を自分で裁き、赦すことができないという二重の拘束の虜《とりこ》となっていたのだ。

あの日、私は聖母マリアの像の前で、いつとはなしに自分の罪を悔い改め、赦しを求めて祈っていた。ふと、目を上げると、涙で濡れた私の目に映った聖母マリアの顔が、いつのまにか私の母の顔に変わっていた。というか、聖母マリアと今は亡き母の顔がひとつに重なっていたのだ。そして、その母が私に語りかけている言葉を聴いた。

「私への怒りや憎しみ。当時の状況にあっては当然のこと。自分を責めなくてもいいのだよ。私は赦しているのだから。私のほうこそ、赦してほしい……」

それは母を通して語る聖母マリアの声であったとも思う。

そのとき、聖書に語られている十字架上のイエスの言葉が私の心の中でこだましていた。イエスが十字架にはりつけにされたとき、その十字架上で神に祈られた言葉だ。

「父よ、彼らを赦したまえ、彼らは何をしているかがわかっていないのだから……」

私は一瞬、背すじに走る何かを感じた。

母への怒りと憎しみを捨てきれない醜悪さ。そういう自分を嫌悪する私が、そのまま受け容れられ、赦されていることへのおののきを感じながらも、その赦しを私は受け容れてよいのだと自分に言いきかせたのだ。

その瞬間、何重にも重なり合っていた私の心の傷は消え去り、癒えていることを知った。

〝知る〟というより、私の魂の奥深いところで安らぎを感じているのに気がついたのだ。

とそのとき、ひとつの想いが私の脳裏に浮かんだ。

私は、これまでカウセリングの世界で、相談にみえるクライアントの問題や、弱さや、病んでいる姿をあるがままに受け容れることの重要性を認識し、それを実践する努力を重ねてきたが、その努力も、しょせん、不完全な人間の営みにすぎなかったのではないか。クライアントを受容しているつもりであっても、心の底では、無意識的に、あるいは潜在意識においてその非を裁き、クライアントをどこかで拒んでいたにちがいない。

しかし、そのように私の受容がたとえ不完全なものであっても、クライアントによって私が受け容れられたときには、そのクライアント自身が自分を赦し、自分をあるがままに受け容れるという現象が生じるのではないか。そこに、心の奥深いところでの癒し、真の(うわべでも、部分的でもない)癒しが生じるのではないだろうか、と。

こういった現象を一言で表現すれば、「受容の受容」(accepting the acceptance 受容されていることを受け容れること)になるだろう。この「受容の受容」という概念は、理屈では分かり得たとしても、実践となるとなかなか実行しがたいことなのだ。

私の過去四十数年にわたる臨床の中で、そういった体験を味わったことがどれくらいあるだろうか。きっと数少ないにちがいない。

そういう体験があったと思える瞬間は、きっと不完全な私の受容をそのままよしとして受け容れてくれたクライアントによる受容を、私が受け容れ、私自身の魂が自責の想いから解放されたときかもしれないのだ。

この双方の受容の中に癒し合う関係が生じるのではないだろうか。〝癒し〟とは、一方的に健常者が非健常者に〝施す〟ようなものではなく、共働の営みとしての〝奇跡〟なのだ……。

古くて新しいテーマに取り組む決意

実は、この朝、聖母マリアの像の前で懺悔《ざんげ》し赦しを求めて祈る心に至った背景には、もうひとつの想いがあったことを綴ろう。その想いとは、次のようなエピソードに由来する。

私たち一行がルルドに着いた日の翌朝、ホテルで朝食をとっているときのこと。そのダイニングルームの壁一面に描かれているひとつの風景画が目に入った。海岸のある中世の街並みの絵。運河をはさんだ向こう岸には教会堂もある。手前の広場には着飾った裕福な人たちがあちこちに群れている姿が描かれている。

その壁画の脇に座っていたシスター高木（英知大学教授）が、ふと私に問いかけた。

「この絵にちょっと不思議に思えるところがあるのに気がつきません？」

よく見ると、イタリアのベネチア（ベニス）の海岸のような気がした。そこに描かれている人物は何世紀か前の服装を身につけている。私は答えた。

「そうですね……。これは昔のベネチアを描いたものなのでしょうが、これといって特に不思議に思えるところは見当たらないのですが……」

「でも、よく見てごらんなさい。描かれている人物はみな裕福な上流階級の人たちと思えるけど、一人、あそこに地面に坐っている人物が描かれているのが、私には不思議なのね。しかも、貧しい身なりで、物乞いをしているようで、それが何を意味しているのかなってね」

なるほど、よく見ると貧しい身なりをした一人の男が地面に坐りこみ、通りかかる金持ちに物乞いをしているように思えた。とっさに私はシスターに言った。

「もしかしたら、この画家は、貧しい物乞いをキリストとして描いているのかもしれませんね!」

そのときの私の脳裏に、聖書の一節が横切ったのだ。

「あなたがたは、私が空腹のときに食べさせ、渇いたときに飲ませ、旅人であったときに宿を貸し、裸であったときに着せ、病気のときに見舞い、獄にいたときに尋ねてくれた。……私の兄弟であるこれらのもっとも小さい者のひとりにしたのは、すなわち、私にしたのである」(「マタイによる福音書」第二十五章三十五~四十節)

私たちは、お互いに目を合わせたが、なにも語らず、しばらくその絵を見つづけた。

さて、この会話のあとに、実は、私は自責の念に襲われるという体験をすることになったのだ。こんな出来事が待っていた。

ルルドには、連日、癒しを求めて訪れてくる数多くの巡礼者たちを待ち受けるスリやひったくりが多くいるので注意するように、と添乗員から聞かされていた。

ルルドについて三日目に、私は友人と泉の水をいれる容器を買い求め、夜明け前に泉に向かった。ホテルから歩いて十分ぐらいのところだが、私はひったくりや強盗に襲われたらどうやって自分と友人を守ろうかと思い巡らしていた。その朝はなにごともなく、泉の水を汲み、持ち帰ることができたが、心の片隅で、そういう自己防衛のためにエネルギーを費やしている自分の態度になにか釈然としない想いを抱き、心は穏やかではなかった。

その日、再び一行がホテルを出て聖地に向かう途上、人が群れる道路の真ん中で物乞いをしている人に出会った。出会ったというより、私たち一行は、私も含めてその人を避けて通り抜けていったのだ。私の目の片隅に入ったその物乞いを意に止めずに通り過ごしてしまったことで、私は自責の念に襲われた。

昨日、シスター高木と交わした会話のあとであっただけに、自分の無神経さに私の魂はうずいて止まらなかった。なんという〝言行不一致〟な自分。私はそんな自分を責めた。

そして、こういう体験がつづいて今起きていることの意味を探り、想いを馳せていたのだ。

そんな想いをたずさえて、翌朝、私は聖母マリアの像の前にぬかずいていた。そのとき、先に述べたような亡き母の赦しと、キリストによる神へのとりなしの言葉を、重く沈んでいた私の心は聴いたのだ。と同時に私は、さらなる神の〝声〟を聴いた。

「あなたが、これから歩もうとしている新しい人生への旅立ちを祝福しよう」

そして「立ちて歩め」という神の〝声〟を私の耳はたしかに聴いたのだ。

このような、新たな〝癒し〟を体験した私は、再生した人生のスタートラインに立っているという想いに満たされた。さらに、体内に躍動する〝いのち〟のエネルギーが体からあふれ出るように思え、体や心が震えるのを禁じえなかった。

こうして、私は今一度〝傷ついた癒し人〟としての新しい旅立ちをすることになった。特に、「スピリチュアル・ケアの生き方」という古くて新しいテーマに取り組む決心を固めて帰国した。

自分にとって「スピリチュアル・ケア」とは何かを、その原点にもどり考えてみたいという想いを固めた。自分の人格形成においてそれがどういう意味をもち、どういうかかわり方をしてきたのかということを、もう一度しっかりと見詰め直してみたい。

さらに、私一人のことにとどまらず、すべての人間の人格形成においても、また、人生を健やかに生きるうえにおいても不可欠と思われる「スピリチュアル・ケア」のあり方を考えてみたいという想いを固めたのだ。その作業の成果を、これからの章において展開することにしよう。

ここで、まずお断りしておきたい。本書で、私は自分の信仰の物語を綴るつもりはない。また「スピリチュアリティ」を宗教学的な視点から論じようとしているのでもない。むしろ、「ケア」という具体的な観点から、人間の生命の根元に位置するスピリチュアリティへのケアとはどういうことなのかを考え、論じたい。そして、その洞察に基づき、「スピリチュアル・ケア」の意義と、その生き方やノウハウについての自説と私案（試案でもある）を述べることにしよう。

第1章　病むということ、癒えるということ

ルルドへの旅は、私の人生の再出発の基点となった。旅の帰路の機上、ルルドの体験のひとつひとつがフラッシュするたびに、私の胸は熱くなった。と同時に、私はこれから取り組む課題に想いを馳せていた。

まず、私の考えを整理してみたいと思ったことがあった。そのひとつは〝病む〟ということ。なぜ人は病むのか。そして、〝癒し〟とは何を意味するのか、癒しの原点は何か、そのパラダイムを明らかにする。

そして、その〝癒し〟にスピリチュアル・ケアがどうかかわるのかということ。

〝病み〟〝癒える〟というテーマは、これまでの私の人生においてかねてから取り組み、自分なりに納得のいくパラダイムにたどり着いていると思うが、それをさらに検討し、掘り下げて考えてみようと思ったのだ。

特に〝スピリチュアル・ケアと病・癒しの関係〟については、まだ十分に検討してきたテーマではないので、この際に、しっかり取り組んでみようという想いを固めたのである。

そういう意味で、本章はやや理論的な記述になるかもしれないが、お付き合いいただきたい。

1　人はなぜ病み、なぜ癒えるのか

身体に病気がなければ「健康」といえるか

人はなぜ病むのだろうか。まず、このことに想いを巡らせてみよう。

それには、病の対立概念である〝癒える〟こと、つまり〝健康を回復する〟ことはどういうことか、その〝健康〟とは何かということも考えなければならない。

なんらかの病を患っている人は、その〝病〟（病状）がなくなることを願うにちがいない。なかには、病気であり続けることで、同情を引けるといった利得があるために、無意識的（あるいは、潜在意識的）に病気であり続けることを望む人もいるけれど、そういう人は例外である。たいていの人は、病を患っているという意識があれば、薬を飲んだり、医者に行ったりする。一人の医者によって治らなければ、別の医者にセカンド・オピニオンを求めたり、医者を替えたりもする。

西洋医学で治らなければ、中国医学を試すとか、さまざまな代替療法を求めたりする。

近代医学の最先端をいくアメリカでも、病人の三分の一の人たちはなんらかの代替療法を利用しているといわれている。

さらに、なんらかの宗教を信じ、信仰心によって病が癒されることを求めたりする人も少なくない。ルルドに毎年五百万人の人が訪れるというのも、そのひとつの例である。科学万能の時代においても〝非科学的〟（いまだ明らかになっていないという意味）な手段に頼る人も多いのだ。

このように病気を患っている人たちは、病気を治すことにエネルギーも、お金も注ぐ。これが普通なのだ。そして、その病の症状が消えたときに、健康を回復したと思うにちがいない。とすると、これらの人たちにとっては〝病気がない〟状態が健康を意味すると想定できる。

だが、「身体に病気がない状態が健康である」と言うことは、果たして事実を伝えているのかというと、必ずしもそうだとは思えない。

私自身の例で考えてみよう。

私が子どもの頃、私の家ではだれかがいつも病床に臥していた。「貧乏子沢山」のわが家では、子どものだれかが風邪をひくと次々にかかってしまう。栄養不足、非衛生な環境のためか、みな病弱であった。

姉は九歳で腸結核で死んだ。一人の妹は心臓弁膜症で入退院をくり返していた。一人の弟は骨髄炎を患い高校にさえ行けなかった。私自身も猩紅熱《しょうこうねつ》で死に損なった。風邪や下痢でよく学校を休んでいた。

おまけに、両親の仲が悪く、夫婦喧嘩が絶えず、前に述べたように母は家出を何回もくり返していた。私は、両親が喧嘩したあとによく下痢をした。そして熱を出し、学校を休むことが多かった。学校に行っているあいだに、母親に家出されることが心配で、ときにはズル休みをしたこともあったことを憶えている。

そんな家庭環境にあった時代には、「安らぎ」も「健康」も、世の中でいう「幸せ」も手の届かない別の世界にあった。

当時の私は、幼心にも考えた。なぜわが家には病人が絶えないのだろうかと。それは、病魔が住んでいるからか、虚弱な体質のためか、貧しさゆえの栄養不足のためか、健康管理が悪いからか、などと原因をあれこれと考えたが、子どもの頭でわかるはずがなかった。

こうして、私は人はなぜ病むのか、健康とは何を意味するのかといったことへの関心をもち続けるようになったのだと思う。それがやがて私の生涯のテーマになったことはまちがいない。

そのおかげだと思うのだが、私は自分の健康管理をそれなりに努めてきた結果、青年期以降は大病を患うことなく生きてきた。そして、高齢になった今も、私は老人になったという意識もなく、仕事も現役で元気に日々の営みを続けている。今の私は、むしろ〝青年〟の情熱に燃え、〝死ぬまで青春〟〝永遠の青年〟であると自覚し、生涯現役で生きつづける覚悟でいる。

とはいっても、私も、ときにはなんらかの理由(体、心、精神の不調)で病むことはある。特にストレスが過剰になると下痢をする。つまり人間にとって〝病む〟ことは生きている以上、避けられない。むしろ病むことは生きていることの証拠なのだから、〝病む〟ことに心を煩わす必要はないのだ。病んだら、その原因を考え、見いだし、治せばいい。〝癒し〟を求めたらいいだろう。

一方、〝癒し〟とは単に病気が治る、病状がなくなるといったレベルのことではなく、もっと深いレベル、広い意味でのことと考える人たちが昨今増えていると思う。昨今の世の中の〝癒し〟のブームは、それだけ〝癒し〟に関心を寄せる人たちが増えていることの反映であることはまちがいない。

では、今多くの人たちが口にし、求めている〝癒し〟とはいったい何を意味するのだろうか。そのことを考える手がかりに、再び私自身のことを述べてみよう。

私は今から八年前に東京から沖縄に居を移した。本土での仕事のために行き来をしているが、月の半分は沖縄で生活している。

沖縄に移住するに至った経緯を簡単に記そう。十五年間の滞米生活を終えて、日本にもどってからの十数年は東京に居を構え、仕事に追われていた。やがて、目まぐるしい都会生活に疲れを感じだした。いつ頃からか私の心は〝癒し〟の場を求めてさまよい始めていた。あふれる情報にもまれ、人の洪水の流れからはじき出されないように足早に歩くような生き方にひどく疲れていたのだ。

仕事で出かける旅先では、いつのまにか〝癒し〟のエネルギーを感じるところ、ゆったりと生きられるところはないかと探し求めていた。といっても、私はなにかの病気を思っていたわけではない。

当時は単身生活をかなり長いあいだ続けていたので、そのことで満たされない面もあり、なにかトータルに健全な生活をしていないという意識があった。

その精神的に満たされていないという意識は、今にして思えば、私の存在のかなり深いところでの疎外感に由来するものだったと思う。そして、その原因にはプロローグにふれたように、私の子どもの頃の体験が深くかかわっていたのだと思う。

いずれにせよ、そういう意味では私は〝病んでいた〟のだ。ゆえに〝癒し〟を必要とし、求めていたのだと思う。

「病」も「癒し」も生命のエネルギーの働きによる

こうして、〝癒し〟を求めていた私がたどり着いたのが沖縄だった。沖縄の青い海を機上から見下ろすたびに、私の体は熱くなり〝血が湧いた〟。ヤンバルの深い緑の森は私の心の憩いの場となった。皓々《こうこう》ときらめく満天の星に私の魂は吸い込まれ、躍った。

こういった沖縄のみごとに美しい自然によって私の心が癒されるのを感じるようになったのだ。そして、それ以上に、自然と共に、自然に支えられて生活している沖縄の人たちと交流を重ねるうちに、なにか〝いのち〟のエネルギーを強く感じるようになったのだ。それが、私にとって必要な〝癒し〟だったのだと思う。

わが国のホリスティック医療の先駆者である帯津良一氏（帯津三敬病院名誉院長）が常日頃、述べているように、人間の体はひとつの「生命の場」なのだと思う。〝病〟も〝癒し〟もその場のエネルギーの働きによって生じる。

短絡的に言うと、この生命のエネルギーが、周囲（自然環境、人間関係、社会環境）のエネルギーとのかかわり方によって低くなれば〝病〟の原因となり、逆に高くなれば〝癒し〟をもたらすことになるのだと思う。

こうして、沖縄に〝うりずん（天の恵みが、降り住み、潤っている状態を意味する沖縄の言葉）の家〟を建て、そこに暮らすことになった。

この〝うりずんの家〟を建てて八年。その間に〝癒し〟を求めて、多くの人が本土から訪ねてきた。これらの人たちは、かつての私と同じように「ヤマト病」*（私が勝手に呼んでいる）を患っていたので、癒されることを求めていた。

この、私が考える「ヤマト病」とは、ちなみに次のような症候群をいう。

①生活に優雅さが感じられない。

②時間の流れが速く感じられ、いつも何かに乗り遅れていないかといった焦り、強迫感がある。

③自分中心主義なものの見方が目立つ。

④人や生きものに対する敬意や感謝の心が薄くなる。

⑤周りの人が〝競争相手〟、ときには〝敵〟に見える。

⑥立ち止まって〝内なる声〟を聴く余裕がなくなる。

⑦自然がやたらと恋しく感じられる。

＊「ヤマト病」を患った私の沖縄での〝癒し〟の体験は『ゆっくりした人生がいい』（毎日新聞社）に綴ったので、興味のある方は参照してほしい。

昨今、私もその一人だが、便利でにぎやかな都会の暮らしを捨てて、あえて不便な「田舎暮らし」を望む中高年の人たちが増えているが、それはなぜだろうか。

個人的な要因、動機があって一概には言えないだろう。でも、なにか共通の心理があるようにも思える。

人生をマラソンにたとえるなら、四十代は折り返しの中間地点。五十代は後半の人生をどう生きるかを考えながら走りつづけるとき。中間地点まで、ただがむしゃらに走りつづけてきた結果、心身の疲れを感じはじめる頃でもあるだろう。

マラソンでは、この地点あたりから脱落者が出はじめる。人生も同じだ。力尽きて落ちこぼれていく者、病で倒れる者も出てくる。

人生の後半を元気に走りつづけ、無事にゴールインするには、それなりに〝訓練〟と体力が必要であることはいうまでもない。〝人生という名前のマラソン〟の訓練。それを〝人生の課題〟といってもよい。

人は、幼年期、青年期、中年期、老年期と、それぞれの時期に果たすべき課題がある。そのひとつひとつを満たさずに次のステージに移行してしまうと、ひどく難儀することになる。

中年期にはどんな課題があるのだろうか。

列挙すると、「老年期への準備」「夫婦関係（もしくは親密な男女の関係）の調整」、「死生観の確立」「人生の統合」などといったものが考えられる。

ここでは、これらの課題をくわしく論ずることは控えるが、最後の「人生の統合」という課題について簡単にふれよう。

「魂の源郷」を求める心

「人生の統合」――定年を間近に控えたり、健康を害したり、周囲の人たちの死を見聞きするにつれ、〝自分の死〟をかいま見たり、意識しはじめたりする。そして、これまでの人生をふり返るようになるのだと思う。充実した人生であったのか、何が不満なのか、死ぬまでにやっておきたいことは？　と。

アメリカの心理学者であるライケル・グッドマンはDeath And Creative Life（『死と創造的人生』）の中で「人が恐れるものは、死そのものでなく人生の不完結性（incompleteness）である」と言っている。自分の人生が創造的であったかどうか、自分の存在価値を問うのだという。

たしかに、人は死を間近に感じたとき、人生において「やり残していること」を完結できないことに、言い知れぬ焦燥感を感じるにちがいない。「私はまだ死ねない。何かをやり残しているから」という言葉を口にする人が少なくないのだ。

特に家族との関係においての葛藤にともなう、さまざまな未整理の心情が心を悩ませているという例も多く見る。また、仕事上のさまざまな問題、未達成の人生の目標がある人にとっても、死ぬこと――完結するチャンスを失うこと――が心痛をもたらすことになる。

こういう「人生の完結」、別の言葉で言えば、「人生の統合」を求める願いは、大なり小なりすべての人間に宿っているのだと思う。

こういう潜在的な願いが、年齢を重ねるにつれ、頭をもたげ、意識化されるようになる。特に、それが中高年においてピークに達するのだと思う。

もちろん、それには個人差があるだろう。ある人は転職を迫られたとき、夫婦関係の危機的状況に遭遇したとき、大病を患ったときなどに意識する。なかには、死の直前まで意識しない人もいるにちがいない。

いずれにせよ「人生の統合」という作業は、中年期の大きな課題であることはまちがいないと思う。

中年期を〝締め切りの世代〟と考えて、危機とチャンスの両方をはらんだ時期であると、『人生の危機 パッセージ』（プレジデント社）の著者ゲイル・シーヒィはこう述べている。

「私たちのすべては、人生の前半で『自分はこうだ』と決めこんできたアイデンティティを再検討する機会をもっている。……私たちは自分の目的を再検討し、自分が所有している資源を『これからいかに使うか』について再評価しなければならない」

中高年の人たちが、シンプルな「田舎暮らし」を求める心理の根底に、こういったすべての人に共通する「人生の統合」という作業を希求する心があるのではないかと思う。幼い頃に暮らした故郷への回帰とか、単なる自然やシンプルな生活への憧憬ではなく、人生の「魂の源郷」を求める心の表現であるように思うのだ。

ここで「魂の源郷」といった聞きなれない言葉を使ったが、それは次のような意味で私は用いている。

「魂の源郷とは、物理的な場所ではない。私の魂が叫び求めている声を聴き、人間らしく、自分らしく生きることをよしとする心のスペース。そして、お互いに人間性を回復するために支え合い、共に生きることをよしとする心のスペース。そういう生き方に体も心も魂も喜ぶ心のスペース」（拙著『ゆっくりした人生がいい』）

そんな心のスペースとしての魂の源郷を、人はみなどこかで必要だと感じているのだと思う。人はそういう心のスペースを見失ったときに〝病み〟、それを回復したときに〝癒し〟を体験すると言ってよいのかもしれない。

人間は「身心一如《しんしんいちにょ》」の生きもの

さて、ここで今まで述べてきたことをふり返り、「人はなぜ病み、なぜ癒えるのか」という問いの答えを整理してみよう。

「人はなぜ病むのか?」という問いに、西洋医学の人たちは「病む原因があるから、人は病む」そして「その原因を取り除けば、健康を回復する」と答えるにちがいない。

ところが、その病気の原因が簡単に見極められるのかといったら、そうはいかないのだ。ひとつの臓器が病んだ場合に、まるで故障した機械の部品を修理するかのように手術したり、ときには取り換えたりしても、それで健康になるとはかぎらないからなのだ。

ひとつの臓器は体の一部であり、他の臓器との連動的機能をもっていて、体全体の働きと無関係に機能しているわけではない。ゆえに、全体の中の一部が病んでいるという理解に基づいて、全体に目を向けながら病んだ部分の治療がなされなければ、機能の回復は生じないわけである。

このように考えると、人間は〝つながり〟の中に生きている生きものであることを思い知らされる。人間の臓器ばかりではない。細胞と細胞のつながりによって情報が伝達され生命の営みを続けている。その生命の営みを決定的に左右するのが脳細胞である。そしてその働きは、人間のメンタルな営み（知・情・意）の基盤であって、それが肉体の営みをコントロールしているのだ。

つまり、人間は体と心が密接につながっている「身心一如《しんしんいちにょ》」の生きものなのである。

その心の営みは、個人をとりまくさまざまな人間関係によって影響を受けている。人間の心は、家族、友人、社会とのつながりの中で、精神的なエネルギーを受けながら日々の生活を営んでいる。そして人間の体の機能が健全に働くためには、健全な精神的エネルギーが必要なのだ。

この「身心一如」ということについてひとつの例を通して考えてみよう。

私がアメリカのバークレー市の病院で働いていたときに、こんなことがあった。

同じ病院に勤務している心臓外科のドクターと廊下ですれ違った。彼が悲しげな顔をしているのを見て、私は声をかけた。するとドクターは重い口を開いて、こう言った。

「ちょっと大変なことがあって気が重い。今朝、出しなに見た朝刊に、私のかつての患者が自殺したというニュースが載っていたのでショックを受けてしまってね……」

私は階下のカフェに彼を誘って話を聞くことにした。

「実は、数か月前に手術をした人で、すっかり元気になったので安心していたんだが……。そういえば、なにかすごく悩んでいたようで、そのとき、しっかり聴いてあげればよかったと後悔している……。もしかしたら、彼の病気とその悩みは関係があったのかもしれない……」

そして、ドクターはつぶやくように言った。

「彼の心臓は治ったけれども、彼の心の悩みは癒されていなかったのかと思うと……。その心のケアを怠っていたことがすごく悔やまれるんだよ……」

ここで考えてみよう。この病人は何を病んでいたのだろうか。

体の臓器の中では重要な心臓を病んでいた。でも、それだけではない。その心臓の病のひとつの原因に、心の悩みがあったのかもしれない。そして、その心の悩みは彼の人間関係に基づくものであったのかもしれない。あるいは生きがい、価値観、人間観、世界観などに基づくものであったのかもしれない。

つまり〝病んでいる人〟の疾病の除去だけでは〝癒し〟にはならないことを、この事例は教えてくれる。

さて、これらのことを整理すると、こういうことになる。

1. 人間の病は部分的に生ずるものではなく、人間の生命のトータルな営みの中で、何かが病み、症状となって現われる。

2. 人間の生命の構造を組織的機能として理解し、その全体の機能を改善・回復するという脈絡の中で、病んでいる部分の治療に努めなければならない。

これまで述べてきたように、「心と体」、「社会性の健全さと心の健康」、「健全な精神と健全な体」がそれぞれにかかわっていることは疑いなく事実であることを、私たちはさまざまな経験を通して日々の営みの中で知っている。それは、自明のことなのである。ところが、医療の現場においては、その自明なことが理解されず、臨床の場で十分に生かされていないというのが現実である。それが、身体中心で、エビデンス（科学的実証）偏重に陥りがちな西洋医学のみに依存する医療の欠点であると思う。

それゆえ、身体中心の近代西洋医学のみに基づく医療では限界があるという認識に基づいて生まれたホリスティック医療や統合医療が、今、注目されてきているのは必然の結果ではないだろうか。

2 人間――なんと不思議《ワンダーフル》な生きもの

末期患者の延命に見た〝生命の神秘〟

臓器移植研究の基礎を築きノーベル医学・生理学賞を受賞したアレクシス・カレルは、『人間 この未知なるもの』(三笠書房)という名著を著している。

人間の生命の構造を科学的に解明する営みは今日かなり進んでいるが、カレルの指摘を待つまでもなく未知なる部分もたくさんあるのだ。神秘のベールに包まれた不思議な面がまだまだある。人間は科学的にはいまだ解明しきれない、実に不思議《ワンダー》に満ちた生きものなのである。

とはいえ、人間の脳の働き、その身体との関係性など、近年の脳生理学などの進歩のおかげで科学的に明らかになったことも少なくない。特に、精神神経免疫学の発達により、人間の精神《メンタル》の営みが神経系統に、それがさらに免疫機能に与える影響について、これまで未解明であったことがかなり明らかになってきた。かといって、そのメカニズムのすべてが解明されたわけでもないのだ。

ここで、医学的に悪性の胃がんと診断され、余命三か月と告知されたYさんの例を紹介したい。

医者による無謀とも思える「余命三か月」という告知を受けたYさん（四十代の二児の母）は、ショックを受け、精神的にかなり参ってしまった。「まだ小さな子どもをかかえている自分が、なぜこのときに？」と悩み苦しんだ。不安を募らせ、情緒不安定な日々を過ごした。また、そんな心の状態のまま続けた抗がん剤の治療の副作用にも苦しんだ。

まもなく「死が間近なのに、こんな苦しい日々を過ごすのはいやだ。しなければならないことがたくさんある」と、Yさんは余命の「生活の質《クオリティ・オブ・ライフ》」（QOL）を大事にしたいと決意する。

私の著書を通してイメージ療法のことを知ったYさんは、発病以来ずっと休職して妻の介護や家事を引き受けていた夫と共に、私を訪ねてこられた。「治るものなら最善の努力をしたい。それと同時に、まず精神的に病を克服したい」という願望を述べ、新たなる闘病生活を始められた。

ホリスティック医療の先端を行く帯津三敬病院に通院しながら、イメージ療法を受け、さらにワークショップにも夫婦で参加した。

ヒーリングミュージックに促され、まず、心身をリラックスし、美しい自然の中に体を横たえているイメージを描く。さらに自然の〝いのち〟に支えられている状況や、自然の〝いのち〟のエネルギーを体中に吸収し、病める細胞が癒されていくイメージを描く。Yさんは、たんぽぽやひまわりの畑に横たわるイメージをよく描いていた。

余命数か月と言われていたが、体調はよくなり腫瘍《しゅよう》マーカーも減り、このまま治癒に至るかもしれない。少なくとも余命が延びることは望める。そして、そのあいだにやるべきことはやれる、と思うようになった。

こうして一年半が過ぎた。この間に、Yさんは子どもたちや夫との時間を大切に生きようと努めた。日曜日には家族そろって教会に足を運び、精神的な安らぎを求めた。帰路には、近くの川辺りを散歩。夜には星を仰ぎ、昼は子どもたちと本をいっしょに読み、音楽に耳を傾け、語り合う時間を過ごしたという。

三年目の後半に入り、治まっていた病状が悪化。再度の入院のときには、家族との別れの悲しみよりも、子どもや夫との楽しい思い出に支えられて入院生活を続けた。

危篤状態との知らせを聞き、私が病床を訪れた翌朝、Yさんは安らかに永眠した。

夫が後日語ったそのときの状況を、私は別の拙著にこう綴った。そのまま転記しよう。

「この日、夜明けが間近になった頃、痛みが和らぎ、意識が明瞭になったYさんは起き上がり、大好きなモーツァルトの子守唄のオルゴールの曲を聴きながら、夫が用意した好物の紅茶をすすりました。

子どもたちといつも唄っていた讃美歌の『主われを愛す』を夫と共に口ずさみ、『病者の祈り』を唱え、夫の胸の中で微笑を浮かべながら息を引き取ったのです。

その日は奇しくもバレンタイン・デーでした」

死の一か月前、Yさんはこんな詩をひまわりの絵と共に書き遺している。

空と海のつながり
きらめく光
光をまきこんで
はてしない
おわりない
きれがないつながり（付点筆者）

家族とのつながり、〝神〟とのつながり、自然の〝いのち〟とのつながりを確信しながら、Yさんは宇宙の彼方に旅立っていったのだ。

余命三か月と医学的に診断されたYさんの生命は、なぜ二年間も生き延びたのか。当初の抗がん剤による成果か、イメージ療法の効果か、肯定も否定もできない。先にふれた精神神経免疫学の立場から言えば、Yさんの精神的営みが神経系統にプラスの影響を与え、さらに、それがYさんの免疫機能を高め、一時的な小康状態をもたらしたと考えることができる。

では、どんなYさんの精神的営みがあったのだろうか。QOLを大事に生きようと望んだ強い意志か。夫の精神的サポートの効果か。Yさんの子どもたちに対するひたすらな愛か。強力な目的意識か。信仰心によって得た安らぎが死の恐怖や不安を精神的に克服したのか。人生における出来事の意味を考える作業をしたからか。人生観の実存的な転換を体験した結果か。おそらく、それらのすべてであると私は思う。

この間のYさんの生命の営み、その変化、生理学的状態のプロセスのすべてを、レントゲン写真の映像のように見ることも、知ることもできない。人間の生命の不思議《ワンダーフル》な営みは、以前として神秘のベールに包まれている。

私たちにできることは、一方において科学的に解明可能なことは(これも、人間の不思議《ワンダーフル》な天与の働きである)最善の努力を重ねることだ。その一方において、神秘的なものは神秘的なものとして、その不思議な要素があふれている生命の営み——さまざまな要因に誘発され、ときに病み、ときに癒されるという不思議な現象——を畏敬の心と共に受け容れることを私たちは求められているのだと思う。

人間らしく生きるために必要なケア

人間——未知なる不思議な生きもの。

この不思議さに満ちた人間の生の質を高めながら健やかに生きつづけることが、私たちに求められているのではないだろうか。

そして、そのような生き方をサポートするケアが、生命を自分の胎内に宿した母親にも、その生命をこの世にもたらす営みに参与した父親にも、幼い命の保育や教育を託された者たちにも求められているのだと思う。

もちろん、そのようなケアは医療にたずさわるすべての者にも求められている課題である。病気を治す業も、病人を癒す試みも、医療関係者だけがなしうることではない。病む人にかかわるすべての人の共働の作業なのだ。その作業があるかないか、その作業の質がどうかによって、その結果が左右されるのだと思う。

生命とは「場のポテンシャル・エネルギー」と考える帯津良一先生は、この場のエネルギーを高めることが〝癒し〟につながる、という。そのために医者だけでなく、病人にかかわるすべての者の共働の営みが必要だと説いている。

「医療とは患者を中心にして家族、友人、そしてすべての医療者が織りなす〝場〟の営みである。当事者のそれぞれが自らの場のポテンシャル・エネルギーを高めながら、他の当事者と絡み合い、場を共有して、全体としての場のポテンシャル・エネルギーを高め、その結果、当事者すべてが癒されていく、これが医療なのではないだろうか。

医療とは、もともとホリスティックなものなのだ。体だけでなく、心もいのちも人間まるごとが相手なのだ」

（「身体を超えて――ホリスティック医学への道筋」『地球人①』ビイング・ネット・プレス）

人間を丸ごと相手とするのが医療だという氏の考え方に、私はまったく賛同する。

人間は与えられた生の質を高め、健やかに生きるために互いをケアし合い、支え合って、生きることが必要である。

そして、そのケアもトータルに与えられるものであればあるほど、人は健康に生きられるのだと思う。フィジカルな面にはフィジカル・ケアが、メンタルな面にはメンタル・ケアが、ソーシャルな面にはソーシャル・ケアが、そしてスピリチュアルな面にはスピリチュアル・ケアが必要とされている。

これらのケアが相互に影響し合って、人間の生の質（それは健康の質でもある）、そして生き方の質が左右されるのだと思う。

ところで、この人間の生の質を決めるケアのうち、スピリチュアル・ケアは人間がもっとも人間らしく生きるのに重要な働きをすると私は考える。ところが、その重要性を人々は十分に認知していないように私は思うのだ。

それには、それなりの理由がある。

人間の体に関しては科学的に解明されやすく、研究の成果もめざましい。心の営みも大脳生理学や深層心理学の進歩によりかなり明らかになってきた。社会性についても科学的な検証が可能である。これに対し、人間のスピリチュアリティの領域は、科学の次元とは異なったアプローチが必要なためか、科学の対象外の現象として扱われてきたきらいがある。

それゆえ、人々のあいだで、スピリチュアルな面に対するケアの必要性の認識が弱く、ケアのあり方に対する関心が必ずしも高くないのは当然なことだろう。

とはいうものの、昨今、この人間のスピリチュアリティに関心を寄せる人々が少しずつ増えてきている。なぜだろうか。それは、未解明のことを解明しようとする人間のたくましい探究心の現われなのかもしれない。あるいは、これほどまでに進んでいる科学をもってしても、すべてを解明することができない人間の生命の不思議さや神秘性に目覚めた人たちが多くなってきたのかもしれない。さらに、昨今、より人間性をとりもどした生き方を求める人たちが、それだけ増えてきたことを意味しているのかもしれない。

それはまた、科学万能主義、物質中心主義の現代がもたらしているさまざまな〝病理現象〟に悩み苦しむ人たちの〝魂のうずき〟の表現であるようにも思えるのだ。

とにかく、私たちの周りで、社会が〝病んでいる〟と感じている人は少なくない。その病んだ社会に生きる人々の〝病〟と〝癒し〟に大きくかかわる人間のスピリチュアリティの構造や機能を改めて検証することが、いま私たちに求められているのだと思う。

このことを次章で考えてみよう。

第2章　スピリチュアリティはウェルネスの原点

1　スピリチュアリティへの覚醒

画家ポール・ゴーギャンの問い

「我々はいずこより来たるや？　我々は何ものなるや？　我々はいずこに行くや？」

よく知られている画家ポール・ゴーギャンの言葉だ。

南太平洋のタヒチで晩年を過ごしたゴーギャンが、美しい自然に囲まれ、ゆっくりと流れる時の中で、ふと自分の人生の歩みをふり返ったときに、頭をかすめた問いなのだと思う。

私は、これを〝自分〟のこととして考えてみたい。

まず、自分はどこから来たのだろうかと。

「自分の生命をこの世にもたらしたのは両親だ」と言うのは簡単。でも、よく考えてみると、ことはそれほど単純ではない。

自分の生命は、父と母になった一人の男と一人の女の性の営みの結晶であることはまちがいない。それも意図的に孕《はら》まれた生命であるかもしれないし、あるいは何回か何十回かの性行為の結果として、母親の胎内に宿った生命かもしれない。それは、そのときの父親の精子のひとつと母親の排卵した卵子のひとつが、たまたま結合したという偶然な生理現象の結果、生じたことだと言えなくもない。

でも、〝そのとき〟に男と女の愛し合う営みがなかったならば、〝私〟の生命はこの世に誕生しなかったのだ。それを単なる偶然の出来事として片づけられない何かを感じる。〝私〟がこの世に生まれる必然性があって生まれたのではないかと。

あるいは、両親には子どもを生む意図はなく、単なる性的快感のためだけの性行為であったかもしれない。が、避妊に失敗し、母は妊娠。昔は、今日のように中絶手術を簡単に受けられない時代であったために、やむなく出産した結果、私が生まれたのかもしれない。でも、たとえ、そうであったにしても、この世に生を授かったかけがえのない一回かぎりの生命であることはまちがいない。やはりそれを単なる偶然の出来事として片づけられない気がする。なにか私の生命の誕生には〝大いなる意志〟が働いているのかもしれないと思える。

さらに考えてみると、私の生命をこの世にもたらした両親も、それぞれの両親から生まれているわけである。そして、その両親も、つまり二組の祖父母もそれぞれの両親から生まれている。こうして私という一人の生命の源をたどるプロセスは限りなくつづき、人類の始まりにまでさかのぼっていくことができる。

このように想いを馳せると、私たち人間を形づくっている細胞は、無限と思われる時の流れの中で生きつづけてきた存在であることに気づかされる。

〝私〟という生命の誕生は、長い長い時の流れの中の一瞬の出来事なのだ。まさに、私という一人の生命の中に、自分の力や知恵を超えたところで、〝大いなる意志〟が働いているのではないかと思わざるをえなくなる。

別な言い方をすると、人間は生物学的な肉体という器（生命）に宿ったスピリチュアルな〝いのち〟ではないかと考えるのだ。

こういった、長らく生きつづけてきた〝いのち〟を宿す肉体の生命は、決して自分だけの物体《モノ》ではないという意識があるならば、私たちはその生命をおろそかに扱ってはいけないという想いを抱くにちがいないと思う。

さらに、スピリチュアルな〝いのち〟が宿る自分の人生を少しでも健やかに、たくましく、よく生きようという意欲が駆り立てられるはずだと思う。また、自分の生命がこの世にもたらされた目的を探り、その目的を見いだし、それを果たさなければならないという願いを抱くにちがいないと思う。

人間はなぜ生きる意味や目的を求めるのか

再びゴーギャンの問いを想い起こしてみよう。

「我々はいずこより来たるや？　我々は何ものなるや？　我々はいずこへ行くや？」

これは、生命の原点を探り、人生の意味や目的を求めるすべての人間の問いではないだろうか。人間である以上、人間であるゆえに、人は遅かれ早かれ、この問いかけに直面するにちがいない。それは心の内に聴く明確な問いであるかもしれない。あるいは漠然とした問いであるかもしれない。

これまで波風も立たず、平凡に、なんの不安もなく〝幸せ〟な人生を歩んできた人が、ある時ふと「本当の幸せってなんなのだろうか？」「自分はなんのために生きているのだろうか？」「なんのために大学で学び、会社に通い、なんのためにこの仕事をしているのだろうか？」「なんのために結婚し、子どもを生みたいのか？」「なんのために毎夜、家に帰るのか？」などと自問し、悶々《もんもん》として眠れない夜を過ごしたりする。

それは、健康を害したり、大病を患ったりしたときかもしれないし、友人や身近な者の突然の死に出会ったときかもしれない。職業の選択に迷ったり、就職に失敗したり、失業したりしたときかもしれない。あるいは失恋したり、離婚話が出たりしたときなどに、ふと自分の行き先に想いを馳せたりする。

このように、ある日突然、これまでは日頃考えもしなかった問いが頭をもたげる。そして、答えがすぐに見つからず、悶々と時を過ごすということは珍しくないだろう。「そんな問いとは私は無縁だ」と今は思っている人にも、いずれその問いと対面する時が訪れるにちがいない。

私はプロローグにも書いたような環境に育ったせいか、かなり若い頃からこういった〝人生の問い〟に悩まされ、答えを模索しつづけて生きてきた。ある時ははっきりと意識し、ある時は漠然と心の片隅で問いかけを感じながら生きてきた。

思うに、人間の〝生命〟の原点を探ったり、生きる意味や目的を求めることは、人間だれしももっている関心事なのである。では、そのように問い、答えを探し求めるという人間にしかない欲求の原点は何なのだろうか。

それは、人間にスピリチュアリティがあるからだと私は考える。そのスピリチュアリティは人格の核心にあり、人間性の基盤をなすものなのだと思う。そして、人生の生きる意味や目的を求める問いかけを心の内に聴くということは、自身のスピリチュアリティの覚醒の証しなのだと思う。

こういったことを意識するに至る状況と時期が人によって異なるのは当然である。個人をとりまく社会の環境や文化（家庭の環境や文化も含め）や、個人の発達、成長の度合いによっても異なるだろう。

いずれにせよ、この発芽し、覚醒したスピリチュアリティを個人がどう育てていくかという課題が、すべての人間に課せられていると私は考える。そして、どのようなケアが施されるかによって、その成長の度合いが左右されるのだと思う。

そのケアは自分が与えるものと、他者から受けるものとがあるが、その双方によるケアの度合いによっても、その個人の生命の営みが大きく影響を受けると考えられる。バランスのとれた健康を維持することも、逆にバランスを崩し病むことも起こりうるのではないかと。

また、病んだ人のスピリチュアリティに対するケアが豊かに施されることにより、〝いのち〟のエネルギーを高め、その〝病〟の治癒や克服をもたらすことも可能になると考える。さらに、それは、人生において体験するさまざまな苦悩に意味を見いだし、その苦悩を克服することも可能にする。また、避けることのできない死の恐怖を取り除き、永遠のつながりを求める安らかな〝虚空への旅立ち〟も可能にするのだと思う。

2 スピリチュアリティとは何か

WHOによる「健康」の定義

ところで、スピリチュアリティとはいったい何を意味するのか？ 話を進める前に、ここで少し整理してみよう。まず、この言葉は、使う人によってその意味が必ずしも同じではない。それに〝霊性〟という意味を付し、そのように訳して用いる人がいる。あるいは、〝精神性〟と訳す人もいる。

このスピリチュアリティという言葉の意味は、異なる文化圏においてそれぞれに異なった解釈によって用いられている。そのことがWHO（世界保健機構）による「健康」の定義を修正しようとしている近年の試みの中でも明らかになってきた。

それはこういうことだ。

WHOが一九四六年に出した保健憲章において、「健康」を次のように定義していることはよく知られている。

「健康とは、単に病気ではないとか、体が弱くないということだけでなく、身体的《フィジカル》にも、精神的《メンタル》にも、そして社会的《ソーシャル》にも十分に調和のとれた状態である」

この定義に従って、世界の各国にそれぞれの国民の健康を確保し、維持するための努力を求めたのである。この定義は、私が前の章で指摘したような、西洋医学の部分的、身体中心的な健康観を否定し、全人的な健康観を示している。

ところが、この「健康」の定義では人間のスピリチュアリティという側面の重要性が見過ごされているので、修正したらどうかということになったというのだ。

この修正の提案が一九九八年のWHOの執行理事会になされて以来、議論が今までつづいていると伝え聞いている。その議論の中で「スピリチュアリティ」の定義が文化圏によって異なることが明らかになってきたのだ。そして、そのことが、この修正案に対する結論がいまだ下されていない原因となっているという。

このWHOの一連の議論の経緯を記述している葛西賢太氏(宗教情報センター研究員)の論文*を参考にしながら、もう少しくわしく見てみよう。

*「〈スピリチュアリティ〉を使う人々――普及の試みと標準化の試みをめぐって」葛西賢太『スピリチュアリティの現在――宗教、倫理、心理の観点』(湯浅泰雄監修、人文書院)。この論文集には、宗教とスピリチュアリティ、心理とスピリチュアリティの関係についての綿密な考察や、教育におけるスピリチュアリティに関する示唆が示されている。

まず、WHOでは一九八四年の総会において、「健康」の定義との関連においてスピリチュアリティをどうとらえるかという問題についての討議がなされたという。そして、「西暦二〇〇〇年までにすべての人に健康を」という決議がなされたその決議文の前文でスピリチュアリティに言及し、それが人間の健康のひとつの側面として重要であるという認識を示している。

そして、一九九八年の第一〇一回執行理事会において、憲章の改正案として従来の「健康」の定義を次のように修正することを求める提案がなされたのである。

Health is a *dynamic* state of complete physical, mental, *spiritual* and social well being, not merely absence of disease or infirmity.

（健康とは、肉体的、精神的、霊的、および社会的に完全に幸福な動的状態であり、単に疾病や病弱がないということではない——葛西氏による試訳）

つまり、dynamic と spiritual の二つの語が加えられたのである。この修正案の採択は定数三十二のうち賛成二十二、反対〇、棄権八で可決されている。と同時に、スピリチュアリティの定義をより明確にする必要があると判断し、一九九八年の六月からスピリチュアリティに関する国際的比較研究のプロジェクトをスタートさせている。

この研究成果に基づいて翌年の総会では、修正案は見送られることになった。そして、今日に至り、結論が下されないままになっている。

そもそも「健康」の定義にスピリチュアリティを加えるという提案はインドの代表からなされたもので、これに対しイスラム圏の諸国は賛成したが、先進国の代表からは慎重論が出て、現在はペンディング（保留）となっているという。ちなみに、日本の代表は先の執行理事会では棄権票を投じ、総会では見送り票を投じている。

このように「健康」の定義がＷＨＯで再検討されている経緯を見ても、スピリチュアリティという言葉の定義のむずかしさを感じとることができるだろう。

こういった経緯を見ると、スピリチュアリティの理解は多元的で、決して一枚岩ではないということが定義をむずかしくしていることがわかる。個人が居住する社会の文化や、その個人一人一人の文化によってスピリチュアリティの意味づけが異なるのは当然なのである。

スピリチュアリティをどう解釈するか

ここで、改めてこのスピリチュアリティという言葉の用法と訳について少し考えることにしよう。

スピリチュアリティはspirit-ual-ityの三つの語から成り、日本語に直訳すると、「霊性」となる。ところが、スピリチュアリティには「人間の認識を超えた実体（たとえば、霊感、霊気、聖霊などと表現される神秘性、宗教的なもの）」としての「霊性」とは違った、思想的な営みとしてとらえられる「精神性」という意味もあると考えられている。

日本の宗教学の先駆者である鈴木大拙はスピリチュアリティを「霊性」という日本語に訳している（『日本的霊性』岩波文庫）。彼によると、この「霊性」は人間の精神の内奥に潜在している宗教的意識を覚醒させる働きをし、また物質と精神の二元性を解消するものであるという。

キリスト教の文脈においても、このスピリチュアリティをどう解釈するかは一枚岩ではないが、スピリチュアリティを「神」との関係においてとらえ、人間の本質的要素として位置づけていることにおいては共通していると言えるだろう。

いずれにせよ、特定の宗教の教義を信奉する人たちは、スピリチュアリティを人間の構造の本質的な要素を表わす語として理解していると言ってもまちがいない。「霊性」という日本語は、こういう立場の人によって広く用いられている。

一方、こういった特定の宗教の教義や組織に束縛されずに、あくまでも個人の体験や理解を強調した「宗教ではないがスピリチュアル」「宗教とは関係ない人間の普遍的な本質としての「スピリチュアリティ」という意味づけをする人たちも少なくない。この立場に立つ人たちは、日本語に訳すなら「霊性」ではなく、「精神性」とするか、あるいは、あえて訳さず「スピリチュアリティ」という英語をそのまま用いることが多いようだ。わが国ではそういう人のほうが多いが、それは宗教とは無縁だと意識している人たちが近年、増えているからではないだろうか。

一方、宗教家の中にも「霊性」という言葉を避け、「スピリチュアリティ」という語を用いる人もいる。たとえば、上智大学の名誉教授でもあるアルフォンス・デーケン神父は、日本語で「霊的」とか「霊性」というとオカルト的なものと誤解されることが多いので、片仮名で用いることにしているという。

ちなみに氏はこの「スピリチュアリティ」を「死に直面し、人生の生きがいを探求しようとする魂の傾き。危機を乗り超えうる、だれでもが持っているもの」と定義している（「東京・生と死を考える会第二回セミナー」）。

このスピリチュアリティという語の位置づけについて、葛西氏はその論文の結びにおいて、「この語そのものへの期待、思い入れをひとつの宗教現象として洗い出し、研究のための概念としては、それから距たりをとって客観視することが求められる」と述べ、さらに、細かい表現の含意する差をおさえながら、同時に「〝成長〟のような共通のモチーフとして拾い上げる姿勢が、バランスのとれたものと言えるのではないか」と結んでいる。

　この、〝成長〟というモチーフでとらえた概念として人間のスピリチュアリティの問題に対応するという姿勢こそ、実は私が本書で取り組んでいることなのである。すなわち、人間としての成長と健康に不可欠な概念としてのスピリチュアリティをケアするとはどういうことか、それを明らかにするのが本書でねらっていることなのである。

　そこで、次の節からは「人間」の定義にふれながら、〝成長〟という脈絡の中で、人間の構造においてのスピリチュアリティについて考えてみたい。

3　スピリチュアリティとは人間に宿る「いのち」

人間はどのような存在か

「人間とは何か？」と問われて、私たちはどう答えるだろうか。

「火を使うことができる生きもの」
「言葉を用い、話し、書き、読むなど高度の言語能力をもっている動物」
「思考能力、表象能力をもった動物」
「心という感情、情念の領域が豊かな動物」
「一人では成長することも、生きつづけることもできない群生動物」
「生きがいを感じることなくしては生きられない動物」
「目標を立て、それに向かって生きる動物」
「感情・欲求・衝動をコントロールできる動物」

「魂をもった精神的存在」
「死という自分の生命の限界があることを知っている動物」etc.

かつて教えていた女子大学の「生老病死」の講義で、毎年「人間とは何か?」と問い、人間の定義をする作業をしてきたが、学生から返ってくる答えはだいたいこういったものだった。

なかには、スイスのポルトマンという生物学者・動物学者が『人間はどこまで動物か』(岩波新書)において指摘しているように、他の動物との生物学的な違いを立証しながら、人間としての特性を述べた学生もいた。要するに、人間は動物の中で自立するのにいちばん多くの時間を必要としているというのだ。

たとえば、人間の成長のリズムは他の動物と決定的に異なっている。たいていの動物は出生後まもなく自立できる。文字どおり、自分の足で立ち、歩くことができる。一方、人間は自立できるまでに長い歳月を必要とする。生きるために必要な食べものを得ることから、排せつ物の処理、体温を保つことなど、生存のために必要な最低限の行為すら生後二、三年間は自分独りではできない。

成熟にしても、他の動物は早く成長し、子をはらみ、産むことができるようになる。

これに対して人間は、他者のケアに依存しなければ生きていけない嬰児期《えいじ》・幼児期が数年間、生活をするための学習を必要とする少年期・青年期が十年以上あり、少なくとも成人(一人前の人間)になるのに二十年間は必要である。わが国には近年は二十歳になっても〝成人〟していないモラトリアム人間も多いのだ。

このように、人間は生命を保つためにも他者の助けを必要とし、また、人間らしく生きる手段のすべて(コミュニケーション能力、労働能力など)を他者から教えられなければならないのである。これが人間なのだ。そしてヒトから人間に成長するためにこれだけ長い期間を必要とするということは、人間が単なる生物学的存在ではなく、精神的存在であるということを示唆しているわけである。

こうして見てくると、人間は他の動物と比べて、かなり高度な生命体であることは確かだ。そして高度な生命体としての機能を果たせるようになるためには、他の動物とは異なる高度のケアが必要なのである。

この高度な生命体は、前の章で見てきたように、さまざまな臓器が統合的に活動しながら日々の生活を営んでいる身体的《フィジカル》な存在であると同時に、知・情・意という意識の活動を営む精神的《メンタル》な存在でもある。

さらに、自分をとりまく周囲の人たちとのかかわりなくしては生きつづけることができない群生的・社会的《ソーシャル》な存在でもある。

人間の「Xファクター」

それと同時に、これまで見てきたような人間には、他の動物にはない、なにか固有な特性があることを人々は古代から感じ、それをさまざまな概念や言葉をもって表現してきた。たとえば、古代エジプトの文化では、人間には肉体でもなければ、心でもない何かがあると考え、それを「カ」という言葉で表現している。

また、古代へブライ文化では「ネフシャ」（あるいは「ナクシャ」）という〝生命の息吹〟――生命エネルギー――を意味する語を用いている。

古代ギリシャの文化では「プシュケ」という〝魂〟――英語の「ソウル」や「マインド」――を意味する言葉で表現している。

「スピリット」という語は、これらの古代から存在していた語を総括するものとして、近代の文化が産んだ概念の用語として用いられるようになったのではないだろうか。しかも、それを用いる人の文化的背景や個人的体験に基づいて、それぞれニュアンスが異なった意味づけをして用いられているのだと考えられる。

ただ、どのような語を用いたとしても、すべてに共通していることがひとつあるように思う。それは、人間は肉体だけの生きものではなく、人間には肉体と心を超えたもうひとつの領域があり、それがなんらかの機能をもって人間の生命の営みを動かしているという認識である。

このような、いわばプラス・アルファー的領域は、その個人の主観的な認識の対象として存在するものであるから、すべての人間によって認知されるというわけでもないだろう。なにかよく訳がわからないものなので、こういう表現になってしまう。

訳のわからないもの、いまだ科学的には解明されていないが存在するもの。それをアメリカの心理学者のダン・カイリーは、人間の「Xファクター」と呼んでいる。

この「Xファクター」をスピリットと表現しようが、別の表現を用いようが、このXファクター自体は客観的に観察しえないものであっても、それが機能した結果の現象は認識することも、観察することも可能なのだと思う。そして、私たちが観察するXファクターの働きは実にパワフルであり、私たちの生命の強力なエネルギーの源であるように感じとれるのである。

帯津良一先生は、「霊性はいのちであり、生命である」と言う。人間の生命の根源に存在する総体としての〝いのち〟、肉体の〝生命〟を生み出し、〝生命〟を含み包む〝いのち〟

の存在の認識を示すものとして、納得できる。

それは、人間の肉体、心、社会性の中心であり、源である〝いのち〟そのものが健全に働けば、人間の本来の〝健康〟を達成することになるという考え方を示すものでもある。

このことを次の節で、人格の構造という面からもう少し掘り下げて考えてみよう。

4　人格の構造と生命エネルギー

人格の構造

私がこれまで述べてきたことを整理すると、次頁のような人格の構造の図にまとめることができる。この図は、人格を構成しているいくつかの側面（これを〝セルフ〟と表現する）の諸相を示すものである。

1は、フィジカル・セルフ――人間の身体的側面の「私《セルフ》」。生理的営みの側面である。

2は、メンタル・セルフ――人間の知・情・意の営みを行なう精神的側面の「私《セルフ》」。

3は、ソーシャル・セルフ――自分以外の人たち（家族・社会）と自然環境とかかわる営みを行なう「私《セルフ》」。

4は、スピリチュアル・セルフ――フィジカル、メンタル、ソーシャルの各セルフの基盤にあり、統合的役割を果たす「私《セルフ》」。

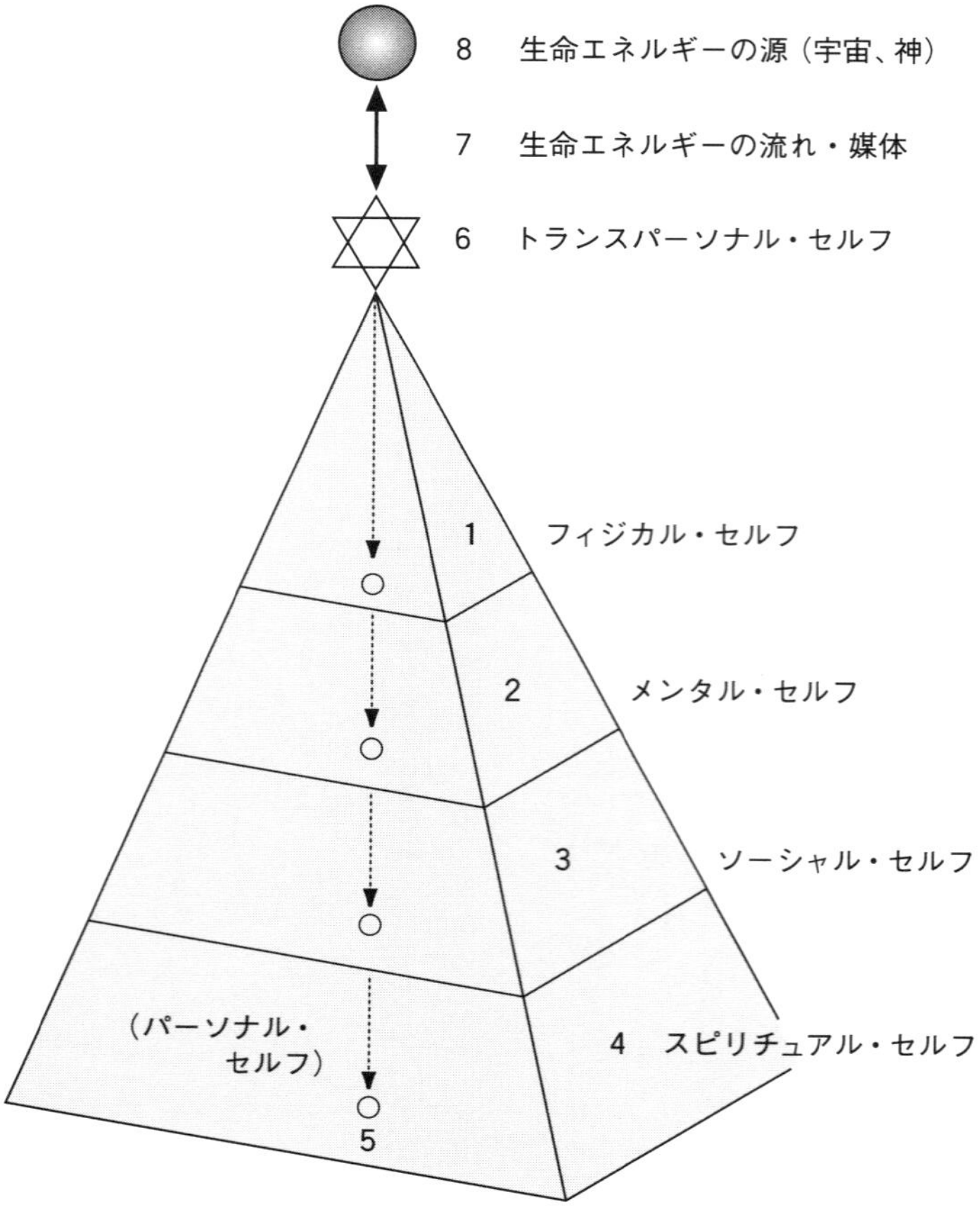
8　生命エネルギーの源（宇宙、神）
7　生命エネルギーの流れ・媒体
6　トランスパーソナル・セルフ
1　フィジカル・セルフ
2　メンタル・セルフ
3　ソーシャル・セルフ
4　スピリチュアル・セルフ
（パーソナル・セルフ）
5

人格の構造

5は、パーソナル・セルフ——1から3に至る各セルフの領域の営みの度合いと、それらを統合するスピリチュアル・セルフの営みの度合いによって位置するところが異なってくる。その違いを点線で示している。

6は、トランスパーソナル・セルフ——人格の上位に位置し、人間の生命エネルギーの源との接点にあり、受け手《レセプター》としての役割を果たす。

7は、生命エネルギーの源とトランスパーソナル・セルフとを結ぶ働きをする流動的媒体。

8は、生命エネルギーの源を示す。トランスパーソナル・セルフがこのエネルギーの源とつながることにより、また、その〝つながり〟をもつ度合いにより、パーソナル・セルフの実態と、そのパーソナル・セルフを構成する各領域の機能の質が左右される。

「創世記」に記された生命観

ところで、この源から発せられる生命エネルギーとは何なのだろうか。それは、いまだ科学的には実証されてはいない。にもかかわらず、私たちの多くは、その存在を漠然と感じたり、あるいは〝信じ〟たり、〝体験〟したりしているのではないだろうか。

たとえば、先にもふれたように古代ヘブライの文化には「ネフシャ」（あるいは「ナクシャ」）という語があり、〝生命の息吹〟という意味で用いられていたというが、旧約聖書の最初の書である「創世記」の冒頭に記されている天地創造の物語などに、その例を見ることができる。

「主なる神は、人の鼻から命の息を吹きいれられた。そこで人は生き者となった」

（「創世記」第二章七節）

実に興味深い記述だ。この著者がどういう人物であるかは、今日の聖書学者にも明らかではない。わかっているのは特定の人物の手によるものではなく、当時の人々のあいだに浸透していた世界観や人間観・生命観の形而上学的表現の集約として伝承されていたものをまとめたものであるということだ。

この記述は次の三点において私の興味をそそる。

1.「主なる神は、人の鼻から命の息を吹きいれられた。そこで人は生き者となった」という表現には、少なくとも次のような世界観・人間観が示されている。

●人間は創られ、生かされている存在である。つまり被造物である。

●人間の生命を生み出したモノ（神・創造者、生命の源）が存在する。

●その生命の源が人間の生命の主（あるじ）であり、人間の生命をコントロールしている。

2. 「鼻から命の息を吹きいれられた。そこで人は生き者となった」という表現は、その受け手が息を吸うことによって生きた者となったということを示している。人間は呼吸をしつづけることで生きつづけられる。その息とは単に酸素を意味するのではなく、酸素以上の何かによって人は生命の営みを始め、続けている。しかも、それは〝創造主〟との関係《つながり》を意味しているのかもしれない。人の生命は〝つながり〟の中で生かされているといった生命観が示唆されているように思える。

3. 「命の息を吹きいれられた。……」というその「命の息」が人間の中心となっているという生命観が記されている。では、その「命の息」とは何か。興味をそそる。

「ネフシャ」も「気」も生命エネルギー

ここで、今度は東洋においての人格の構造のとらえ方を簡単に見ることにしよう。

中国では、昔から生命エネルギーに相当するものを「気」という概念でとらえていたようだ。今から二千年以上も昔、老子につづき道家《どうか》の思想を体系化し、わかりやすく解説した『荘子』の著者である荘周（荘子という尊称で呼ばれている）は、「人の生は気が聚《あつ》まればすなわち生、気が散れば死」と述べている。

この『荘子』より古い（同時代という説もある）中国医学の最古の教科書といわれる『黄帝内経』には、「形は生の舎《やど》であり、気は生を充《みた》し、神《じん》は生を制する」と記されている。

ここでいう「形」は人格を意味し、それに生が宿っている。「気」がその生に満ちることで生が活動する。「神《じん》」とは精神のことで、それが生を制御しているという意味であるという。

老子も次のようなことを言っている。

「混沌としてひとつになった何かが、天地がひらける以前から存在していた。それはひっそりとして声もなく、ぼんやりとして形もなく、何ものにも依存せず、何ものにも変えられず、すべての現象にあまねく現われてやむときがない。それは、この世界を生み出す大いなる母とも言えようが、私には彼女の名すらわからない。仮によび名を『道』としておこう。無理に名をつければ『大』とでも呼ぼうか。この大いなるものは大いなるがゆえに流れ動き、流れ動けば遠くはるかな広がりをもち、遠くはるかな広がりをもてば、またもとの根源に立ち返る」

これは、「道《タオ》」に関する教えではあるが、旧約聖書の「創世記」と類似していることが興味深い。

この「道《タオ》」は、形を超えたもので、形のあるものが器であり、宇宙の万物は「道」の働きを受け容れる「容器」である。そして、人間の肉体も「道」の容器であって、その容器である人間の中には人間としての本性である「道」が宿っているというのだ。

「道」の教えのエッセンスを一言でいうと、こういったことになるかと思う。

「気」の研究の第一人者である湯浅泰雄氏は、この「道」の働きが、やがて「気」と呼ばれるようになったという。（「気の原理」『気を学ぶ』QA別冊、平凡社）

このように中国の「道」の思想に始まる世界観は、流動的なエネルギー論的世界観ともいうべきものであり、それが中国医学の原理になっていると言ってまちがいないだろう。

その流動的エネルギーを「気」という概念でとらえる中国では、体と心がひとつに結びついた「身心一如《しんしんいちにょ》」という考えに基づき、その身心の生命エネルギーを高めるために「気功」という訓練の手法を開発した。中国では、過去数千年にわたって「気功」が人々のあいだで実践され、伝承されてきたのである。

調心、調息、調身を三つの柱とする気功によって、気のエネルギーが充実した状態になることが、心身の健康の基となり、また、本来の人間らしく元気に生きることを可能にするというのである。

私も、この気功について多少学び、気功の修練を重ねてきたが、この生命エネルギーである気への対応の仕方によっては、人は心身の健康を損ねたり、逆に心身ともに健康で、エネルギッシュな生活を営むことができたりすることを学んできた。もちろん、それによって、さまざまな人間関係のあり方やその結果が大きく左右されるということも体験している。

このように、西洋では、生命エネルギーを「ネフシャ」という概念でとらえ、東洋では「道《タオ》」、「気」という概念でとらえ、それぞれに人間の肉体という器の中に宿る生命のエネルギー、人間を人間たらしめ、人間としてたくましく生の営みを続けるために欠かせない中心的実体としてとらえている。

こういった西洋と東洋に共通する普遍的な世界観、人間観、生命観は、私にとっては実に興味深く、さらに学びつづけたいという意欲を駆りたてられる。

5 SQと「ゴッド・スポット」

「考える知性」と「感じる知性」

人間の精神の領域は、かつては「心」(マインド)という漠然とした概念でとらえられてきたが、近年の大脳生理学の進歩のおかげで、「心」の働きは知性・感情・意志という三つの領域をもっており、それが密接な関係にあるということが明らかになってきた。

そして、この人間の知・情・意の成長のバランスがとれていないと、偏った人間形成がなされてしまうということも、もはや今では一般的な常識となっている。

たとえば、知性の面ではすぐれていても情緒面で不安定であるとか、知性と感性はすぐれているが意志力ややる気に欠けているといったことが不健全であるということ。あるいは偏った価値観をもっていたり社会生活の技能を欠いていたりするなら、人間関係において葛藤が絶えず、社会性の面で不健康な状態になるということなど。こうしたことを、私たちは身のまわりで日常的に体験したり、見聞きしている。*

＊この知・情・意の働きについては、拙著『全人的健康とは』（春秋社）の中でメンタル・ヘルスという観点から記述しているので、くわしく知りたい方はそちらを参照してほしい。

ここで、人間の脳による情報収集という大事な働きについて少し考えてみたい。

人間がもっている情報のレセプターは、大ざっぱに言って「理性の座」といわれる左脳のレセプターと、「感情の座」といわれる右脳のレセプターの二つに分けられると考えられている。人間はいくつもの情報を自分の外から取り入れるが、その情報を左脳と右脳の二つのレセプターで受けとめているわけである。

そしてその情報は主として能動的なものと受動的なものとに分けられると思う。能動的に得る情報は主として科学的な知識（データ）であったり、体験的に収得した知恵であったりする。ときには、これらの情報が偏見となって蓄積されることもある。

もうひとつは受動的に得る情報で、直感、ひらめき、インスピレーション、イメージ、夢などがこの部類に入る。

このうち、能動的情報は、個人の知的能力、思考能力、分析能力によってその内容がかなり左右される。受動的情報は、その人の感性の能力や感受性の度合いによって、その情報の量や内容がかなり異なったものになるわけである。

これらの情報源にアクセスするレセプターが人間の脳にあり、前者の能動的情報源にアクセスする部分が「理性の座」といわれる左脳にある。もうひとつの受動的情報源にアクセスする部分は「感情の座」といわれる右脳にある。

こういった二つの別の世界を認知する能力を人間はもっている。つまり、左脳と右脳はそれぞれに情報を受けとり、ときにはひとつの情報をある人は左脳で、ある人は右脳で受けとって、直面した状況にどう反応し、対応するかを判断して行動の選択肢を選んでいるわけである。

この、左脳と右脳がバランスよく正常に発達すること、特に右脳の感性の能力（ＥＱ）を育てることに注目したのがアメリカの心理学者ダニエル・ゴールマンだ。

ゴールマンは、人間の大脳に並立して存在する「考える知性」と「感じる知性」という二つの認識モードが相互に連繫《れんけい》しながら機能していると説く。そして、私たちの人生がうまく生きられるかどうかは、この両者の知性のバランスの状態で決まる、というのだ。

彼は、この「感じる知性」の能力を示すＥＱを高めることの必要性と、その手法を説いたEmotional Intelligenceを著した。この本はアメリカでベストセラーとなり、まもなく邦訳された『ＥＱ　こころの知能指数』（講談社）が、わが国でもベストセラーになった。知識としての情報を収集する能力には長けているが、感性の能力が劣っている人が多いと思えるわが国で、このＥＱという新しい概念が注目を浴びたのは当然であった。

スピリチュアル・インテリジェンスとSQ

ところで、私はかねがね右脳と左脳の二つの認識モードのほかに、人間にはもうひとつの認識モードがあるのではないかと考えていた。人間の知性と感情の働きをチェックし、その両者の働きのバランスをとり、人間の態度や行動をコントロールする働きをする知性があるのではないかと。

私は、それを「スピリチュアル・インテリジェンス」と呼び、その能力を示すのがSQ（Spiritual Quotience）であるということを一九九八年に一度文章にした（『いつでも心は「誰か」を求めている』大和書房）。

その内容を要約すると、こういうことだ。

1. 人間には、人生を「たくましく生きたい」（心身ともに健やかな生き方）、「うまく生きたい」（社会的に調和のとれた生き方）、「よく生きたい」（精神的に充実した生き方）という三つの基本的欲求がある。

2. これらの基本的欲求は、人間の脳に仕組まれた情報系システム（細胞の連繫作用）

の産物である。

3. その情報に従った大脳の働きをコントロールするスピリチュアルな知性は、知・情・意を統合しバランスを保つ働きをもつ。

4. このスピリチュアルな知性の能力を測る指数をＳＱと呼ぶ。このＳＱは高めることが可能である。

こういったやや冒険的な仮説を記述したのだが、驚いたことに、それから二年後のアメリカで、この同じＳＱという概念を研究した成果をまとめた本が出版された。

ダナー・ゾーハー（物理学、哲学、宗教学の研究者）と、その夫のイアン・マーシャル（精神分析家、数学者、哲学者）との共著 SQ : Connecting With Our Spiritual Intelligence（直訳すると「ＳＱ――スピリチュアルな知性との連結」）である。癒しの概念をコペルニクス的に転換する画期的なものとして注目されたこの本も、すぐに邦訳されている（『ＳＱ魂の知能指数』徳間書店）。

著者らは、その中でＳＱを次のように解説している。重要な部分をそのまま引用しよう。

「ＳＱとは、……意味や価値という問題を提起して解決する能力であり、数ある中、より意味のある行動路線や人生の道を選ぶための能力である」

「（人間は）ＳＱを使って善悪の問題と取り組み、実現していない可能性を描き、夢を見、大志を抱き、たとえ泥の中にあっても奮い立たせる」

「ＳＱは……脳の中心から働きかけ、すべての知能を統合している。……私たちを完全に知的な、情緒豊かな、そして精神的な生きものにする。つまり、いかにも人間らしくするのだ」

「理想的な状態では、三つの基本的な知能はいっしょに働き、相互に支え合う。私たちの脳は、そういうことができるような仕組みになっている」

さらに、著者らは、このＳＱと宗教との関係についても言及し、こう綴っている。

「ＳＱは、宗教を通して現われてくるものと思われるかもしれないが、信心が深ければＳＱも高いというのでもない。人間至上主義でも、無神論者でも非常にＳＱが高い人も大勢いる。宗教のために積極的に活動し、声高に教える人でも非常にＳＱが低い人は多い」

「ＳＱは宗教を可能にするが、宗教に依存しない」

私には実に説得力のある記述だ。ここに引用する文を書きながら、まるで私の考えをそのまま彼らが私に代わって綴っていると錯覚してしまうほど、私は彼らの論に賛同する。科学者としての知見に基づき、しかも哲学的に深い思想を概念化し、検証しうる情報として提供しているゆえに説得力がある。私は、このような研究が進められ、著書としてこの時期に公表されたことにも〝大いなる意志〟の働きを感じとるのだ。

著者らは、さらに、人間の脳には「ゴッド・スポット」(と彼らは仮に名付けている)が存在するのではないかと面白いことを言っている。大脳の右脳と左脳、さらに脳幹や前頭葉の機能を統合し、有機的に作用させるという機能がゴッド・スポットにあるという。

これは、まだ仮説の域を出ないが、いつの日か、このゴッド・スポットの存在が科学的に実証される日が来るのではないかと私は思う。また、そのことを期待している。

第三の情報源と「ゴッド・スポット」

仮説といえば、私はこんな仮説をもっている。

それは、人間には先にも述べた二つの情報源のほかに第三の情報源があり、それを受けとめるレセプターを「セブン・センス」(第七感 the Seventh Sense)という概念で説明できるのではないか、そして、その情報の波動を受けとめるスポット(レセプター)が、「ゴッド・スポット」ではないかというものである。

(私が先に描いた人格の構造の図の6に位置するトランスパーソナル・セルフが、そのレセプターの役割を果たすという考えである。)

そして、このスポットはＩＱ、ＥＱ、ＳＱという三つの能力のバランスがとれているスポット――三つの情報処理回路の中心に生ずるスポットではないかと思うのだ。

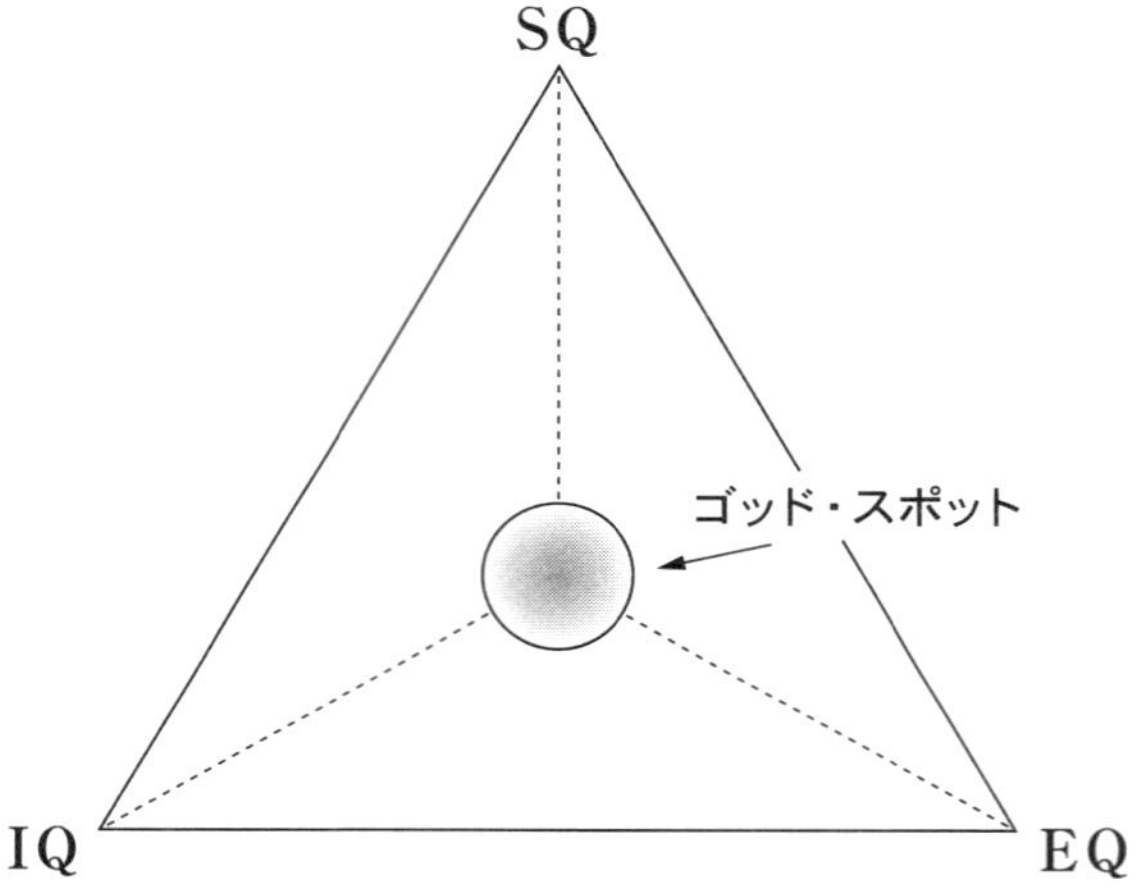

このゴッド・スポットについての私の仮説は、拙著『セブン・センス』（海竜社）に展開しているので、くわしい説明は省くことにするが、そこに示した図をここで紹介しよう。

この図は、ゴッド・スポットをＩＱとＥＱとＳＱの三点の中心に位置づけたものである。

このゴッド・スポットは、第三の情報源（未解明ではあるが、人間の多くがその存在を信じている〝大いなる意志〟〝神〟〝創造主〟〝集合意識〟など）から伝わってくる情報の波動をキャッチするレセプターの役割を果たしているのではないかと、私は考える。

それは、また、人間の態度や行動をコントロールするエネルギーを他の細胞に伝達するという役割を果たしているのではないかとも思う。

トランスパーソナル心理学に通ずる人間観

さて、一九六〇年代にアメリカの西海岸を中心に、ニューエイジ・サイエンスのひとつであるトランスパーソナル心理学という学派が生まれた。このトランスパーソナル心理学による人格についての考え方をまとめると、次の三つに要約される。

1. 人間の成長は、自我の確立、実在の自覚などの言葉で示される〈人格=個人性、パーソナリティ〉の段階で終わるのではなく、他者・共同体・人類・生態系・地球・宇宙との一体感・同一性(アイデンティティ)の確立、すなわち〈自己超越〉の段階に到達することができる。
2. 人間の心は生まれつき、構造的にそうした成長の可能性をもっている。
3. その成長は適切な方法の実践によって促進できる。

本章において私が述べてきたことは、このような主張に通じるものであり、それを整理すると次のようになる。

1. 人間は構造的にスピリチュアリティを備えている。
2. そのスピリチュアリティは、人間がもっとも人間らしく、たくましく、うまく、よく生きるために必要な〝いのち〟のエネルギー（生命エネルギー）を吸収し、供給する要素である。
3. それは、環境（自然、社会、人々）からケアを受けることで成長する。
4. 自分の人格において重要な役割を担っているスピリチュアリティに目覚め、自らそのスピリチュアリティを育てるかどうかによって、成長の度合いや、生き方（健康度、満足感）が左右される。

次の章でこのスピリチュアリティが人間の〝成長〟にどういう役割を果たすのかを考えてみたい。

第3章　人間はもともとスピリチュアルな生きもの

「我々は何ものなるや?」と問うゴーギャンの言葉を待つまでもなく、人間はいつかはこの問いにぶつかる。そして、その答えが見いだせるまでなんとなく心が落ち着かなくなるものだ。

前の章で紹介した女子大の学生の答えに、「人間は魂をもっている精神的な生きものである」と答えた人が少なからずいた。現代の若者の答えにしてはやや意外であったが、考えてみれば、すべての人間とは言えないまでも、おそらくほとんどの人は心のどこかで、「自分は魂をもった精神的な生きものである」と感じたり、思ったりしているのではないだろうか。

たとえば次のような設問に対して、人々はどう答えるだろうか。もちろん、読者自身も答えてみよう。

「人間は魂をもったスピリチュアルな生命体である」と信じますか?

（ア）信じる
（イ）どちらかというと信じる

（ウ）なんともいえない
（エ）どちらかというと信じない
（オ）信じない

私の推測だが、たいていの人が「信じる」「どちらかといえば信じる」と答えるのではないかと思う。

この設問に答えるにあたり、なかには「魂」という言葉の定義がはっきりしなければ答えられない、という人もいるかもしれない。

この「魂」という言葉も前の章で見てきた「スピリチュアリティ」という言葉のように定義があいまいで、日常は深く考えずに使う人が多いと思う。また、この言葉を口にする人により定義は異なり、多種多様である。

一般的には、「魂」は「肉体に宿って心の働きをつかさどるもの——霊魂、精霊など」（広辞苑）という定義のように、「肉体や心とは別の存在」という理解をもって使われているのではないだろうか。そして、人間はそういう魂をもった、スピリチュアルな生命体であるというふうに考える人が大多数ではないかと、私は思う。

こういった日本人（あるいは他の国の人々）の意識を調査したものがあるのかどうか、

あるとすればどういう結果になっているのかは、データをいま手元に持ちあわせていないので定かではない。でも私の感覚としては、この設問に対しては肯定的な答えを出す人が圧倒的に多いのではないか、という推測はまちがっていないと思う。

　では、この「魂をもったスピリチュアルな生命体」とはいったい何を意味しているのだろうか。人間にはどういう特質があるからスピリチュアルな生命体と言えるのか、といったことを本章で考えてみたい。つまり、人間のスピリチュアリティの内容を検討してみることにしよう。

1 人間は「存在そのもの」に価値がある

フランクルが説く三つの価値

人間は、そもそも自分がこの世に生を受け、成長し、生きつづける歩みの中で、いつかは「自分がどういう存在であるかを知りたい」という欲求をもつようになるのではないだろうか。

別の言い方をするなら、「自分を知りたい」という願いを抱くということである。そして、その願いがかなえられると、知るに至った自分を「自分として認めてほしい」「自分らしく生きたい」「自分を〝殺す〟ような生き方をしたくない」といった欲求に発展していくのだと思う。

まず、この「自分を知りたい」という欲求について考えてみよう。

猫や犬は、自分が猫であり、犬であるということを知りたいなどとは考えたりしないだろうし、また、そう願ったとしても、自分の存在を客観的に認識することはできないと考えられている。これに対し、人間は脳の発達によって、自分が人間であること、さらに、他の人間とは別の人格をもった存在であることを知るという自己認識能力をもっている。

自分は、人類の中の単なる「ワン・オブ・ゼム」ではなく、「オンリー・ワン」であり、独自の価値をもった人間なのだという認識に至る可能性をもっているということである。

ここで、ヴィトル・フランクルという著名なオーストリアの精神医学者の研究に注目してみよう。

フランクルは人間に特有の価値についてすぐれた研究をした人で、わが国では戦後まもなく出版された『夜と霧』（みすず書房）という著書を通してよく知られるようになった。

フランクルは第二次世界大戦中、ユダヤ人強制収容所での生活を自ら体験したばかりか、強制収容所という人間の生存の極限状況で生活する人々の行動や生きざまを、精神医学者としての鋭い観察力と洞察力をもってとらえ、「人間」を学んだのである。

彼は身をもって体験したことから、人間は極限状況においても精神的自由をもつことができるということを確信した。それは、ふりかかってきた運命に対して、どういう態度をとり、どう反応するかを選択する自由であって、この自由さえ失わないならば、どんな貴重なものを失っても人間は崩壊することはないという確信である。この精神的自由が人生に意味と目的を与えてくれるという。

この精神的自由こそ人間の精神のパワーであるとフランクルは言う。この精神のパワーをフランクルはこう表現する。

「defiant power of the human spirit――人間の精神に宿る、抵抗する(運命を克服する)パワー」

今から三十年以上も前、一九七二年だったかと思うが、私が当時、働いていたカリフォルニア州バークレー市の病院の近くの公会堂での講演会で、「人間にはdefiant power of the human spiritが宿っている!」と叫ぶように語っていたフランクルの言葉に圧倒され、熱い感動を覚えたことを、今ペンを動かしながら想い起こしている。

フランクルは、その日、車椅子に乗ったかなり重症の心身障害者を壇上に伴い、こう語った。

人間存在にとって重要なことは、人間にふりかかってくる運命と思われる出来事ではなく、その〝運命〟をどのように受けとめ、どのように対応するかということである。

人間は、人生におけるさまざまな苦悩にも意味を見いだすことができる。そして、意味を見つけることによって、苦悩に耐え、苦悩を克服し、生きることも死ぬこともできると。

この、意志の自由(精神の自由)、意味への意志(意味を求め、意味づけをする意志)、人生の意味の三つが、人間の本性に関するフランクルの理論の柱となっている。

フランクルによると、人生に意味を与えるものには次の三つがあるという。

①何かを創造することで、我々が世の中に与えるもの――これを創造価値という。
②何かを経験することで、我々が世の中から得るもの――これを体験価値という。
③苦悩に対して我々がとる態度――これを態度価値という。

「創造価値」とは、なんらかの創造的行為にたずさわることに見いだす価値である。たとえ、それが、一国の運命を決定するような政治活動であろうが、ささやかな日々の仕事や家庭生活のさまざまな営みであろうが、それらにたずさわる働きに人生の意味を見いだすというものである。

「体験価値」とは、経験を通して世の中から何かを受けることに見いだす価値である。心の琴線にふれるような音楽に酔うとか、自然の美しさに息を呑むというような体験、あるいは他者の愛情や親切心に心打たれるといった体験などに人生の意味を見いだすというものである。

そして、そのような体験価値が瞬間的なものであっても、それが人間の全生涯を意味で満たすこともありうるという。また、それは、時間的長さによってその価値が決まるものではなく、体験の強さによって決まるという。

「態度価値」とは、なんらかの苦悩に対してとる態度に見いだす価値である。避けることのできない運命、病気、災難、死などといった自分の力ではどうすることもできない状況において、我々がとる態度に人生の意味を見いだすというものである。

「存在価値」こそ、三つの価値の基盤

私は、フランクルがいう、このような三つの価値に加えて、もうひとつの価値、すなわち「存在価値」があると考える。

「存在価値」とは、人間が人間であるということ自体に宿る価値である。人間が創造価値、体験価値を見いだしえず、また、態度価値さえ失ってしまった状態にあっても、なお残された価値があることを私は信じたい。「する能力」、つまり、創造・体験・態度といった能動的なことがなにひとつできない状態であったとしても、その人の存在自体の中に秘められた価値があるのではないだろうか。

人間は、自分の〝存在そのもの〟に価値がある。なぜなら、人間の生命は、自分一人だけの生命ではなく、他の人間、他の生命とのつながりの中で生きている〝いのち〟だから

であり、単なる一個体の生命ではなく、あらゆる生命とつながりをもったスピリチュアルな存在であるからだ、と私は信じる。

こういった価値があるということを認められ、受け容れられるということが人間の価値の基盤であって、その価値のゆえに、その人の創造的な営みや喜びに満ちた体験や、苦難に対してとる態度が、自分にとっても、周囲の人々にとっても価値あるものとして意味をもつのだと思う。

別な言い方をすると、人間にとっていちばん中心的で基盤となる「存在価値」が否定されている状況においては、創造的な営みも、感動的な体験も、逆境を克服する態度も生まれてこないのだと思う。

インドで、社会から見捨てられた病人や貧しい人たちをケアする「死を待つ人の家」といわれる施設で、献身的な働きを長年続けられたマザー・テレサを知らない人はいないだろう。彼女の存在は、そこでいっしょに働く人たちにとっても、「死を待つ人の家」でケアを受ける人たちにとっても、非常に〝価値ある存在〟であったことはまちがいない。

でも、マザー・テレサにとっては、貧しさのゆえに路上に捨てられ、世の中の人々から顧みられない死を前にした病人が〝価値ある存在〟であったからこそ、その〝存在〟に対して敬意をもってケアする業に励んだのではないだろうか。

「多くの人は病んでいます。自分がまったく愛されていない、関心をもってもらえない、いなくてもいい人間なのだと……。人間にとっていちばんひどい病気は、だれからも必要とされていないと感じることです」と語っているマザー・テレサにとっては、瀕死の病人、餓死寸前の人も〝いなくていい存在〟ではなく、〝愛される必要がある存在〟であったのである。

この両者、ケアする者と、ケアを受ける者は、どちらも人間として同じ価値をもった存在である。両者ともに〝聖なる人〟である。人間は、〝聖なるもの〟――魂を内に秘めた存在(holy being)――なのである。

人はこのようなスピリチュアルな「存在価値」を他者から認められ、受け容れられるときに、その他者に対して心を開き、愛をもって接する可能性を高めるのだと思う。また、逆境を克服する態度を生む精神力を導き出すことも可能になるのではないだろうか。

〝存在そのものの価値〟を認めて寄り添う態度

これまで述べてきたように、人間はこの世に生を受け、成長し、生の営みを続ける歩みにおいて、やがて、いつかは自分がどういう存在であるのかとか、どういう価値をもった存在であるかを知りたいという想いを抱くようになる。

と同時に認識した自分の存在を周りの人から認められ、受け容れられたいという欲求をもつ。その欲求が満たされることによって、人間は自分の「存在価値」の認識を深めることができるようになるのだと思う。

たとえば、人間は鏡を見なければ自分の姿が見えないように、他者という鏡の前に立つことによって、自分の存在の真の姿が見えるようになる。もちろん、自分の顔や体はさわることで容姿の形態を部分的に知ることはできるけれども、それは、あくまでも部分であって自分の全体像ではないわけである。

このように、人間は他者との関係の中において、関係性をもった人間としての存在の実態の認識を深めるのである。

そのように考えると、他者の〝存在そのものの価値〟を認め、受容するという基本的な態度に立って、他者との関係性を築く営みをすることの大切さを改めて考えさせられる。

このことをひとつの例をもって示そう。

知人の医師O先生が、若い頃、長野県の地方都市の病院で老人医療にたずさわっていたときの話である。

寝たきりになっている老人や、死期が近い在宅の病人たちを回診することを日課とするうちに、治療としてはほとんどなにもすることができない人たちを訪ねることに大きなストレスを感じるようになったという。そして、だんだん気おくれを感じるようになったばかりか、うつ状態になってしまった。

そんなときに、保健師さんから「多くの老人たちが、先生の訪ねてこられるのを待っている。先生が来られないので寂しがっている」と聞かされ、「そうだ、自分にはたいしたことはできなくても、自分が訪ねるだけでいいんだ。自分が手を当ててあげるだけでいいのだ」と気づき、再び老人医療に励む元気や、やる気が湧いてきたという。

この医師、O先生は、「治療行為をする――doing for」だけが医療ではなく、「病人に寄り添う、側に居る――being with」ことも医療においては大きな意味があり、価値があるということに気づかされたのである。

かつて、病気を治療することを「手当て」と言っていた。手を取り、心がふれ合う「手当て」こそ医療の原点なのだと思う。医療の技術が進歩する反面、心の「手当て」が退化しがちな現代の医療に、この「手当て」の価値の再認識が求められているのではないだろうか。

この先生は、先の体験以来、老人を訪ねるときには、その病人の年齢に合わせて長く「手を握る」「手を当てる」ようになったと語っておられた。

以来、長い年月が過ぎ、O先生はすでに医学部の教授職を退官し、再び高齢者医療にたずさわっておられる。ご自身も高年期に入り、「手当て」の意義を再確認しながら老人医療に励んでおられる姿が目に浮かぶ。

さて、さまざまな機能や人間関係を喪失した状況にある高齢者たちに起こりがちな現象のひとつに、自分の価値が極度に低下したという意識が強まるということがある。

自分は、もはや家族からも、社会からも「必要とされていない人間」になった。しかも、老い、病んだ体をかかえ、むしろ、「厄介モノ」になってしまったという意識。この意識は老人たちから生きつづける気力も元気も奪いとることになる。食欲も減り、運動意欲や、コミュニケーション意欲の減退も招く。

こういう老人たちを介護する人たちは、どのようにアプローチし、ケアしたらよいか日夜、悩み、苦しんでいる。

そこに求められる課題は、いかに、被介護者の〝存在そのものの価値〟を認識し、その人自身を受容するかということなのだと思う。どんな状態にある相手でも、その相手に敬意をもって寄り添うこと(being with)が求められているのではないだろうか。そういう介護者の存在が、被介護者により受容されるところにスピリチュアル・ケアが生ずるのではないかと思う。

2　スピリチュアリティは「高さ」を求める──自己実現の欲求

今は「心のケアの時代」

人は、自分の存在価値を自分で認めたり、また、他者から認められるに従い、その価値をさらに高めたいという欲求を抱くようになるものだ。また、そのための努力も惜しまなくなっていく。

そういった欲求や努力は、自分の存在価値が周りの人から認められ、受け容れられる度合いに比例して高まるのではないだろうか。より多く認められ、受け容れられれば、それだけ自分の存在価値を高めようとする意欲を強めるのだ。そして、それが自己実現の欲求を強めることにもなる。

こういった自己実現を望まないという人は少ないと思う。とはいえ、なかには（特に若年においては）、自己実現を目指して生きていないと思える人もいる。おそらく、そういう人たちは、「実現したい自己」がまだよくわかっていないからだと思う。

「自分は何者か」がわかっていなければ、「自己」を「実現する」ことはできないだろう。自分の価値がわかっておらず、自分がいかに大切な存在であるかがわかっていなければ、自分を大切にした生き方は生まれてこないわけである。もちろん「自己」を知るということは容易ではない。*

*「実現したい自己」をさがすことに興味のある方は、拙著『「本当にやりたいこと」を見つける本』（ダイヤモンド社）を参照してほしい。

さて、「自分」を見つけるためには、さまざまな道や手段があるが、そのひとつに「自分さがし」を助けるためのセミナーなどがときには有効であるかもしれない。

こういうセミナーには、自分のアイデンティティがまだ確立されていない、精神的に不安定な人たち（主として若者）が興味を示し、参加することが多いのは当然であろう。

私が、かつて女子大学で教えていた頃（十数年前のこと）に、ある新興宗教団体が「自分さがしのセミナー」という名目で、そういう若者を盛んに勧誘していた。こういったセミナーに惹《ひ》かれていった学生たちには、かなり不健全な親子関係によって悩んでいる青年が少なくなかった。

また、当時は「バブルの時代」といわれ、日本の社会は経済的に恵まれ、物質的には豊かであったが、精神的には貧しく、心の飢え、渇きを訴えている人々が増えはじめた頃であった。

今では、そういう人々がもっと増えているように思える。精神的な貧困さのゆえに生ずるさまざまな病理現象が、今日の家庭に、社会に多く見られる。心の渇きを訴える人があとを断たない。

かつては「気づきの時代」といわれていたが、今は「心のケアの時代」に移行しているように私は思う。今日の社会には、心のケアを必要としている人があふれているからだ。それも、人格の核心から癒すスピリチュアルなケアを必要としている人があふれているのではないだろうか。家庭に、学校に、職場に、社会に。

と同時に、そういう人に対してケアを提供するための知恵やノウハウを求めている人たちが多くいることも確かである。

これが、サイコセラピーの臨床の現場においての私の実感なのである。

でも私は、わが国の今日の精神的貧困さの現状を憂いはしても、絶望的になったりはしない。むしろ、今は精神的な革命をもたらすチャンスになるのではないかとさえ思っている。私たちの人間性に宿るスピリチュアリティの力を私は信じているからである。

「魂」はスピリチュアルなエネルギー

人間には生体のバランスを保つためのホメオスタシスの能力（恒常化機能）があるように、人間の精神にもこれと類似したホメオスタシス能力があると、私は信じている。

もちろん、これは仮説の域を出ないのだが、人間が精神的バランスを崩し、精神的に不健康な状態（それは脳内の化学物質の異常によって生ずる精神障害のことではない）になったときは、そのバランスをとりもどすためにスピリチュアルなエネルギーが作動するのだと思う。そこに人間固有の特性があると考えるのだ。

こういう働きをするものが、人々がいう「魂」というものではないかと私は考えている。この「魂」の定義について、これまでに多くの哲学者や宗教家たちが論じてきた。それなりの定義もしている。私には、だれもが納得できるような「魂」の定義を提示することはできない。でも、私なりに用いている「魂」の定義はこういうものだ。

「すべての人間に宿る、人間としての全体的（ホリスティック）なバランスを維持する働きをするスピリチュアルなエネルギー」

つまり、人間が、人間として生きるために必要なもろもろの〝つながり〟を維持、回復するスピリチュアルなエネルギーであると考えている。

人間らしい生き方の本筋から離れた状態、本来あるべき生き方から逸脱した状態、つながりを失った状態になったときに、「魂」が警告する。また、進むべき道を指し示す信号を発する。そこで聞きとるメッセージを、人々は「魂のうずき」とか「魂の叫び」という言葉で説明しているのではないだろうか。

この「魂」には、こういった精神のバランスを保ち、回復するための働きと同時に、人間が精神的に成長することを促す働きもあるのだと、私は考えている。

人は、成長を目指し、より高く、より大きく育つことを求める欲求をみなもっている。自分の存在価値や自己肯定感、精神的充足感を高めたいという欲求をもっている。それが人間の知的欲求の原動力ともなり、人間の進歩、文化の進歩を招いているのだと思う。

人間の自己実現を目指す欲求も、こういった〝高さ〟を求める天与の人間のスピリチュアリティに基づくものなのだと私は考える。

この人間のスピリチュアリティに目覚め、内なる「魂の叫び」に耳を傾け、人生の途上において示される道標に従いながらビジョンを描く。そして、そのビジョンに基づいた人生の目標を定める。そこに、自己実現の目標が明確になるのだと、私は考える。

私の人生の旅も、こういった構図によって成り立っているといってよい。とはいえ、私はいつもここに述べたような構図に従って生きてきたとは言いきれない。

その構図からはずれたことも、迷い出たこともあったけれども、今ふり返ってみると、人生の岐路に立ったとき、さまよっているときに、自らの「魂の叫び」によって道標が示されることがいくたびもあった。そして、本来、進むべき道にひきもどされてきたというのが偽らざる実感である。

本書のプロローグで述べた私のルルドへの旅、ルルドでの癒しの体験もそのひとつであることはまちがいない。

マズローの欲求段階説への疑問

再び話を自己実現の欲求にもどそう。自己実現については、アメリカの心理学者のアブラハム・マズローの研究がよく知られている。ここで彼の理論を簡単に紹介しよう。

マズローによると、人間は本能的な起源をもつ生理的、精神的欲求に動機づけられ人生の営みを続けているという。そして、その欲求を次の五つに分類している。

① 生理的欲求——食欲、休息欲など
② 安全の欲求——身の安全、生活の保証を求める欲求など

③帰属・愛の欲求——愛し愛されたい欲求、家族・友人との関係を求める欲求など
④尊敬・承認の欲求——自分の存在、社会的貢献の認知、評価を求める欲求など
⑤自己実現の欲求——自分の能力を用い社会生活を営むことに自己充足感を得たいという欲求など

基本的欲求の段階

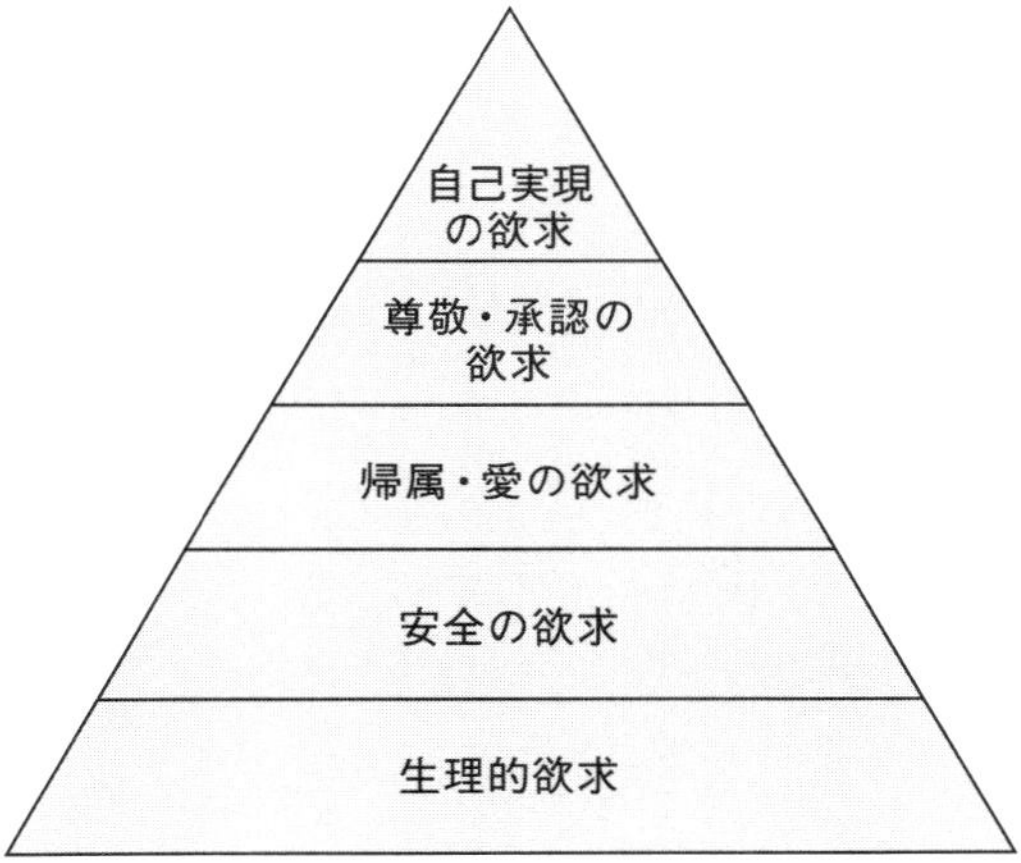

マズローはこれらの基本的欲求を整理し、上の図のように段階的に分類している。
この段階の図でわかるように、マズローは人間の欲求はちょうどハシゴのようなもので、低次元の欲求から高度の欲求に徐々に上っていくものだという。そして、下位の四つの欲求が満たされるに従い、最後の自己実現の欲求に至るという。

人間の欲求についてのこのようなマズローの考え方に共鳴する人は多いと思う。生理的欲求が人間の基本的欲求の最初にあげられ、その他の欲求がその上に積み重なっているという考え方も、そのとおりだと考える人が多いと思う。

でもここで問題を提起したい。自己実現を求める欲求は、マズローの考えのように、他の低位の欲求が満たされたあとにのみ生ずるものだろうか、という疑問を私は感ずるのだ。私は、たとえ低位の欲求が満たされない状態にあっても、人間は自己実現の欲求を抱くこともあると考える。人間は自我の成長に応じて個性を生かし、自分の能力を育てながら、それを用いて社会に貢献したいという欲求をしだいに強めていくのだと思う。また、自己実現の欲求に強く動機づけられて行動していても、低位の欲求を抱くことがあると思う。同じように、他の欲求についても、別の欲求と並行して二つ以上の欲求が満たされることを求めて行動することがあると考えるのだ。

たとえば、仕事に就いて働くことは、単に生理的欲求（生活の糧を得る）だけに動機づけられるものではなく、将来の安全が保証されることを求める欲求や、その集団の一員でありたいという帰属の欲求、自分の働きや自分の存在価値を認めてもらいたいという承認欲求にも動機づけられているのだと思う。さらに、仕事を通して社会に貢献したいという自己実現の欲求に動機づけられていることもあるだろう。

基本的欲求の並行段階（近藤 裕）

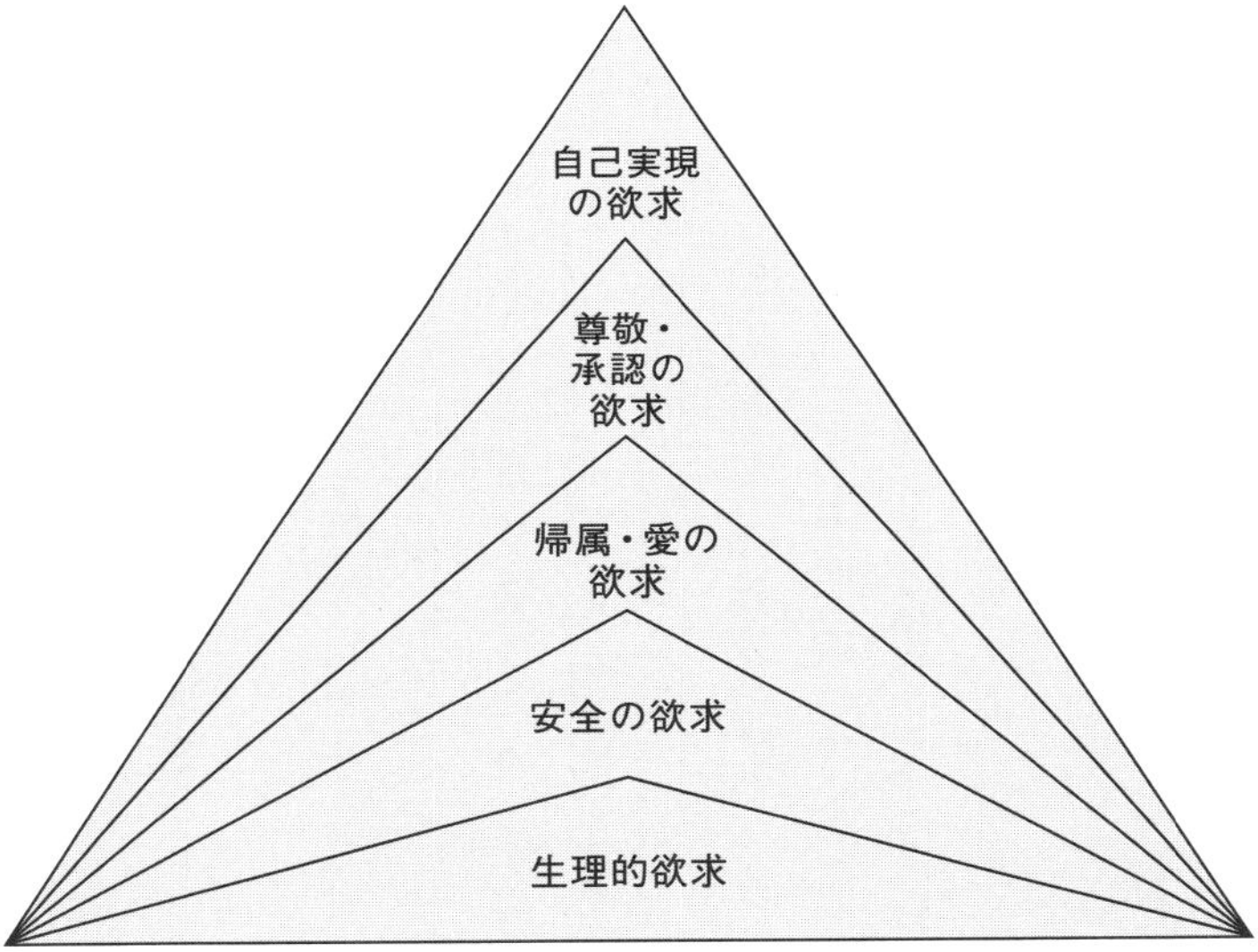

このような考え方は、先のマズローによる階層的配列を、上のような並行段階の図に変えてみるとわかりやすい。

つまり、人間は体の成長や精神の成長にともない、それぞれの基本的欲求を複合的に満たしながら、自己実現を目指して生きているのだと思う。

そして、各層の欲求は成長の度合いに従って、複合的に末広がりに拡大していくものであり、その頂点の目標が自己実現の欲求である。

また、この自己実現の欲求が満たされないと、不満や不安を感じ、心からの充足感をもてないのだと思う。

スピリチュアリティの教育の大切さ

さて、ここで〝成長〟という概念とスピリチュアリティとの関連について考えてみたい。これまで私が述べてきたような、すべての人間に宿ると考えられる精神的な成長を求める欲求に応え、それを引き出し、育てるには、家庭や学校においての教育が有効な手段であるにちがいない。でも、私は、わが国の今日の教育の実態は必ずしも望ましいものではないという想いを昨今、強く抱いている。

私のこういった想いに通じる文章を紹介しよう。産経新聞に掲載された、伊藤隆二氏（東洋大学教授／当時）の宗教教育に関するインタビューでの発言である。（葛西賢太氏の論文『「スピリチュアリティ」を使う人々』からの引用）

教育基本法改正の議論との関連で、「心の教育」について伊藤氏は次のように語っている。

「日本の学校では『知・情・意・徳・体』の教育を担ってきた……、うち『知・情・意・徳』は精神の教育です。そして、その四つを支えるのが『スピリチュアリティ』の教育でなければならないのですが、日本の学校教育は、その土台を育てる教育をやってこなかった。そのため、人格の芯が育たなかったといえます」（産経新聞一九九七年八月二十六日）

この発言について、先の葛西氏は、「スピリチュアリティ」という英語を用いて説明されていることの意味を次のように解釈し、注釈を加えている。

「伊藤が言及するところの『知・情・意・徳』と形容された精神面は……人格の芯あるいは核になんらかの方向性をもたせようというものである。英語での説明を引くことによって、普遍的なものを志向していることを示す。伊藤はその方向性を宗教教育の中に求める。『特定の宗教のための宗教教育』ではなく、『いろいろな宗教の共通項』を教えること、すなわち、『目に見えないが、自分たちに対していろんな形で恩恵を与えてくれている何者かに対しての畏敬の念や貴ぶ心』を教えることであると説明する」

こういった、伊藤氏が指摘しているようないわゆる情操教育は、本来は家庭において親が行なうものだと、私は考える。しかし、それを行なっていない親が多いというのが悲しい現実だと思う。

まず、現代の親に、そういう情操教育を行なうことが自分たちの責任であるという自覚をもっている人が少ないのだろう。また、責任を認識していたとしても、そのための知恵やノウハウをもっていないのだと思う。

そして、情操教育を学校に求めてしまう。責任を転嫁している。それに対して世の中の学校は必ずしも世の親たちの期待に応えられる体制を備えているとは思えない。学校の教師たちも情操教育をすることが自分たちの責任であるという確信をもっているわけではないと思う。そのことについての現在の教育基本法の解釈も一枚岩ではないのだ。

先の伊藤氏の発言にもあるように、学校教育での健全なスピリチュアリティの教育、人間の〝全人〟としての成長に役立つスピリチュアリティの教育の重要性に目覚め、それが実践される日が早く訪れることを私は願っている。

と同時に、これは、学校教育のみに課せられるものではなく、やはり家庭教育にも求められているのだと思う。家庭と学校が共に子どもたちのスピリチュアリティを育てる教育が不可欠であるという共通の認識に立ち、手をたずさえて果たさねばならない課題であると考える。

その課題に応えていないところに、さまざまな悲劇的な出来事が起こっている。

今、こうしてペンを走らせている最中に、佐世保市の小学校において悲惨な事件が起きたという報道に接した。十二歳の小学校六年生の少女が同級生をカッターナイフで首を切り殺害したという事件だ。

報道によると、日頃二人のあいだで交わしていたホームページに書かれていた内容に少女は腹を立て、友人の殺害を決意したようだ。二人の交友関係の実態はいずれ明らかになると思うが、コミュニケーション上のトラブルから安易に相手の生命を奪うという行動に走ってしまう心が異常であることは疑う余地がない。

こういった異常な行動を生み出すわが国の近年の精神風土そのものが深く病んでいることを痛感する。人間の生命を軽視する昨今の風潮は、今日のわが国の社会全般において、人間のスピリチュアリティに対するケアが大きく欠けていることに起因するのではないだろうか。

私たちは常に人間のスピリチュアリティにしっかり目と心を注ぎながら、生命の大切さを考えていかねばならないと思う。

3　スピリチュアリティは「広がり」を求める——統合の欲求

社会的・空間的広がりへの欲求

人間は〝広がり〟を求める欲求をもっているのだと私は思う。

ここでいう〝広がり〟とは、心身の健康はもとより、社会性、スピリチュアリティのすべての面で健康な幅の広い人間になる、つまり、トータルな人間として統合された人生を生きるという意味である。

第2章で、人間には次のような三つの基本的欲求があるという私の説を述べた。

①　たくましく生きたい——心身ともに健やかな生き方
②　うまく生きたい——社会的に調和のとれた生き方
③　よく生きたい——精神的に充実した生き方

これらの三つの欲求のうち、「うまく生きたい」という欲求は、自分とかかわる人たちとの関係において調和のとれた健全な関係を営みたいという欲求である。この社会性の健康が損なわれると、人は精神の健康だけでなく身体の健康も保てなくなってしまう。それを私たちは体験的に知っている。

私たちは日頃、親子関係、夫婦関係をはじめ友人との関係や職場での人間関係、近所づき合いに至るまで、もろもろの人間関係によって影響を受けながら生活を営んでいるわけである。それが、さらに人生を「よく生きる」ためにも不可欠な要因になっている。

こういった日々の営みの中で、自分と身近にかかわる人たちとの関係を「うまく」やっていきたいという欲求はどこから生じるのだろうか。

それは、人間にとって統合性を欠くことが人間性の本質に反するということを、私たちが認識しているからだと思う。

これは、前にも述べたように、人間の他者依存性、つまり、自分の生存そのものが他の人たちにかかっているということを、誕生の瞬間から学習しているからだろう。

このように、人間は、他者との関係性に〝広がり〟を求める欲求をもっている生きものなのである。つまり、社会から自分を隔離し、孤立していては人間として健全に生きることはできないということが、人間の脳にはインプットされているのだ。

ところが、そうした欲求はさまざまな障害によって満たされないことが多い。これが不幸な現実である。家族関係（特に親子関係、夫婦関係）という、人間にとって基本であり、しかも人間性の成長にもっとも重大な影響を与える関係（学童期においては友人関係）の中で疎外され、孤立した状態の中で生きることを強いられることがしばしば生じている。そして、そのことによって社会性の健康が損なわれ、さまざまな病理現象が生じているのだ。

そのような事例を、私は過去四十数年におよぶカウンセリング、サイコセラピーの臨床の現場で数多く見てきた。「家《ハウス》はあっても、家庭《ホーム》はない」と訴える子どもたち。「表面的には夫婦でも、その実はまさに同居人」「愛があるセックスは、夫・妻とは別の相手と」などと訴える世の男女。

こういった家庭崩壊、結婚崩壊の悲劇に介入するにつれ、他者との関係性の歪みが人生の営みに重大な影響を与えることをくり返し見てきた。

そして、他者との心のつながり、特に身近な者との心のつながりが損なわれたときに人は病み、逆にそのつながりが回復されるときに癒されるという事例にもたくさん出会ってきた。

この、心の〝つながり〟の重大さを示すひとつの事例を紹介しよう。

大学生のS君は自宅で首を吊って自殺した。理由は複雑であってひとつのことに断定することはできない。が、そのひとつに家族関係があったことは確かだ。長男であるS君の自殺が、両親と二人の妹に深い心の傷をもたらした。夫婦は離婚。その後半年くらいして母親はがんを発病した。

十八歳になる上の妹は高校を卒業したが、就職も大学進学もあきらめ、遠方のがん専門の病院に入院した母親に付き添うことにした。といっても、それは、本人の希望からではなく、むしろ周囲の事情から、仕方なくそうせざるをえなかったようだ。

母親の病状は徐々に悪化し、付き添う娘の手を煩わすことが多くなっていった。娘の心には潜在的に葛藤があり、それに悩まされながら母親の看病を続けた。

母親に対する娘の態度や言葉にもどこかトゲがあり、それが母親の不満の種となった。その一方で、母親には娘に対する〝すまない〟という想いがあった。こういった状況が母親の闘病の姿勢にマイナスの影響を与えたことはいうまでもない。

このような状態にあった親子に並行的に行なわれたカウンセリングを通じ、双方の心の葛藤の意識化と自己理解が深まった。その結果、少しずつ相手の気持ちを理解し、受け容れる姿勢が見えるようになった。

そして病院で行なわれている気功のエクササイズやイメージトレーニングをやるうちに、双方の心が通じるようになった。母親が抱いていた、息子の自殺にからむ罪の意識が徐々に消え、夫を赦《ゆる》し、娘に感謝する心が芽生えはじめた。

さらに娘さんが、二泊三日の「気功とイメージ療法」の体験学習のワークショップに参加したことが、二人の関係に癒しをもたらす契機となった。

そのワークショップで娘さんは自己洞察を深め、自己のアイデンティティを確かめる体験をした。こうして、病院にもどった娘さんの母親に対する態度はまったく別人のようになった。

明るさが生じ、病室からは笑い声が聞こえるようになった。母親の闘病の姿勢にもよい結果をもたらした。

そして、長期間の入院生活を終え、故郷の近くの病院に転院していった。この、息子が自殺した故郷に帰るということには象徴的な意味があった。

それは、息子の自殺という喪失体験の受容と、夫との和解の証しであり、新しい人生への再出発を意味するものであった。娘さんにとっても本当の自分の人生の出発を意味することになった。家族全体の心が通じ合う関係の回復のスタートにもなったのだ。

時間的広がりへの欲求

さて、これまで、人間は「うまく生きたい」という基本的欲求から、他者との関係性に〃広がり〃を求めるということを述べてきた。そして、他者との心の〃つながり〃があるかないか、その〃つながり〃が健全なものであるか、不健全なものであるかによって、人間としての営みが重大な影響を受けるということを述べてきた。

こういった、私たちがもっている〃広がり〃を求める欲求には、もうひとつ別の〃広がり〃への欲求があるということを考えてみよう。それは、人とのつながりを求める社会的・空間的広がりへの欲求とは異なる、時間的広がりを求める欲求である。

この時間的広がりへの欲求とは、人生を俯瞰《ふかん》することを求める欲求であり、「精神的統合の欲求」といってもよい。この欲求は、歳を重ね、人生の経験が多くなるにつれ強くなっていくのだと思う。

生まれたばかりの赤ん坊にはこの欲求はない。当然だ。まだ人生の経験がないからである。それが、成長を続け、青年期を経て、中年期に入り、自分もやがて老いて死ぬということを意識するようになってくると、これまで生きてきた自分の人生をふり返ることが多くなってくる。

第1章で、中年期の課題のひとつが「人生の統合」であることを指摘した。人は中年期に入ると、人生をふり返り、「自分の人生に自分は満足しているだろうか」とか、「いい人生を生きてきた、と言って死ねるだろうか」などと自問するようになるのだ。そして、実現していないことを死ぬまでになんとかできないか、と思い巡らすのだと思う。

中年期が「危機の時代」といわれるのはここに由来する。この時期に転職や離婚、再婚などによって人生の軌道を修正する人が多くなる。

歳を重ねるにつれ経験も深まり、精神的に成長するに従い、人生を見る視野も広がる。自分が歩んできた人生をふり返り、将来を展望し、現在を見つめ分析する。そのとき、人生の再統合の必要性に目覚め、決断を迫られる。こういった体験をする人が中年期に多いのだ。

危機とは、前にもふれた『人生の危機 パッセージ』の著者ゲイル・シーヒィが指摘しているように、危険と機会を共にはらんだ状況である。

中年期は、人生の崩壊を招くのか、統合するのか、そのいずれかの決断を迫られる選択の時期なのだ。その選択を迷ったり、躊躇《ちゅうちょ》することが危機を招くのではないだろうか。そのような選択・決断をするには、人生が俯瞰できる視座に立つことが必要となる。

前の節で、人間には〝高さ〟を求める欲求があるということを述べてきたが、この高さが人生に加えられると、必然的に視野の〝広がり〟を体験する。つまり、高い視座に立つことにより、人生の前後四方をトータルに俯瞰できるようになる。

自分がこれまで歩んできた過去をふり返ると共に、今の自分の生き方を、そして、将来を展望する。俯瞰できる範囲は高さに比例して広がりを増すのだ。

このことを象徴するような私の体験を紹介しよう。

私は、これまで人生の曲がり角に立ったときに、高さをともなう夢をよく見てきた。ビルの屋上に立って街を見下ろすとか、汽車に乗って雲の上に昇り下界を見渡すなどといった夢を見るということが何回もあった。

そのたびに、そういった夢の意味を解釈し、人生の軌道修正や新しい決断をしてきた。そして、そのときに自分が選択してきたことが、まちがっていなかったと思っている。

それは、そのような夢に刺激され、自分の人生の歩みをふり返り、どんな将来を望むかを考え、そして、その時点での生き方を見つめ直すという作業をしたからだと思う。

そんな体験のひとつ——

昨年（二〇〇三年）の春、私はスペインを旅した折に、バルセロナに立ち寄った。バルセロナは著名な建築家であるガウディの街といわれるほど、ガウディの作品にいたるところで出会う。その代表的なものがサクラダ・ファミリア教会（聖家族教会）。

着工してからすでに百年を経ているのにまだ未完成の巨大な教会堂だが、その四つの鐘《しょう》塔《どう》はほぼ完成していて、そのひとつをエレベーターで上層部まで昇れる。

この塔の上に昇り、エレベーターから足を踏み出したときに、私は恐ろしい体験をした。足がすくみ、硬直して動けなくなった。私は高所恐怖症なのだ。

と、そのとき、ここはかつて夢の中で来たことがあるファミリア――〝親しい〟、〝なじみがある〟、〝家族〟などといった意味の英語の語源であるラテン語――な場所であるという気がした。そう感じたら途端に、私の心と足がリラックスしてきた。

そして、「あなたは、今、立つべきところに立っている。よく外を、遠くを見るがよい。そして足もとを見よ！」という内なる声を聴いた。

私は、人生の転換期をこの時点で迎えていた。新しい道に歩みだす決断を迫られていた。その道を選択するにあたり、希望と共に不安も感じながらスペインに旅立ったのである。この鐘塔の上での体験は、自分の人生の新しい旅立ちを〝神〟が祝福しているという確信に私を導いてくれた。

「あなたが歩んできたこれまでの旅で体験してきたこと、そこから学んできたことのすべてが、これからの旅への備えであったのだ。そのすべてを、あなたが生まれたときに与えられたこの世での使命を果たすのに必要な知恵とし、エネルギーとして新しい人生に旅立つがよい！」

私の心は安らぎ、魂は平安に満たされた。そしてこれからの人生を、自分が本当に求めている生き方をして歩む決断に導かれたのである。

「人生の統合」という作業

第2章で述べたように、人間はスピリチュアルな〝いのち〟を宿した生きものである。そのような存在である私たちは、内に秘めるスピリチュアリティが育つにつれ、自分を知る欲求を高め、自分の存在価値に目覚める。そして、その価値を大事に守り生かしたいという欲求を強める。

また、私たちは、社会的・空間的な広がりを求め、他者とのつながりの中で健やかに、「うまく生きたい」という欲求を満たすことを願う。

さらに、時間的広がりの中で自分をふり返り、これまでの人生のひとつひとつの出来事の意味を掘り下げ、今の自分の生き方と将来を展望することを通して、人生を内面的に統合しようとする。

こういった「人生の統合」の作業をすることによって、私たちは自分の人生を「よく生

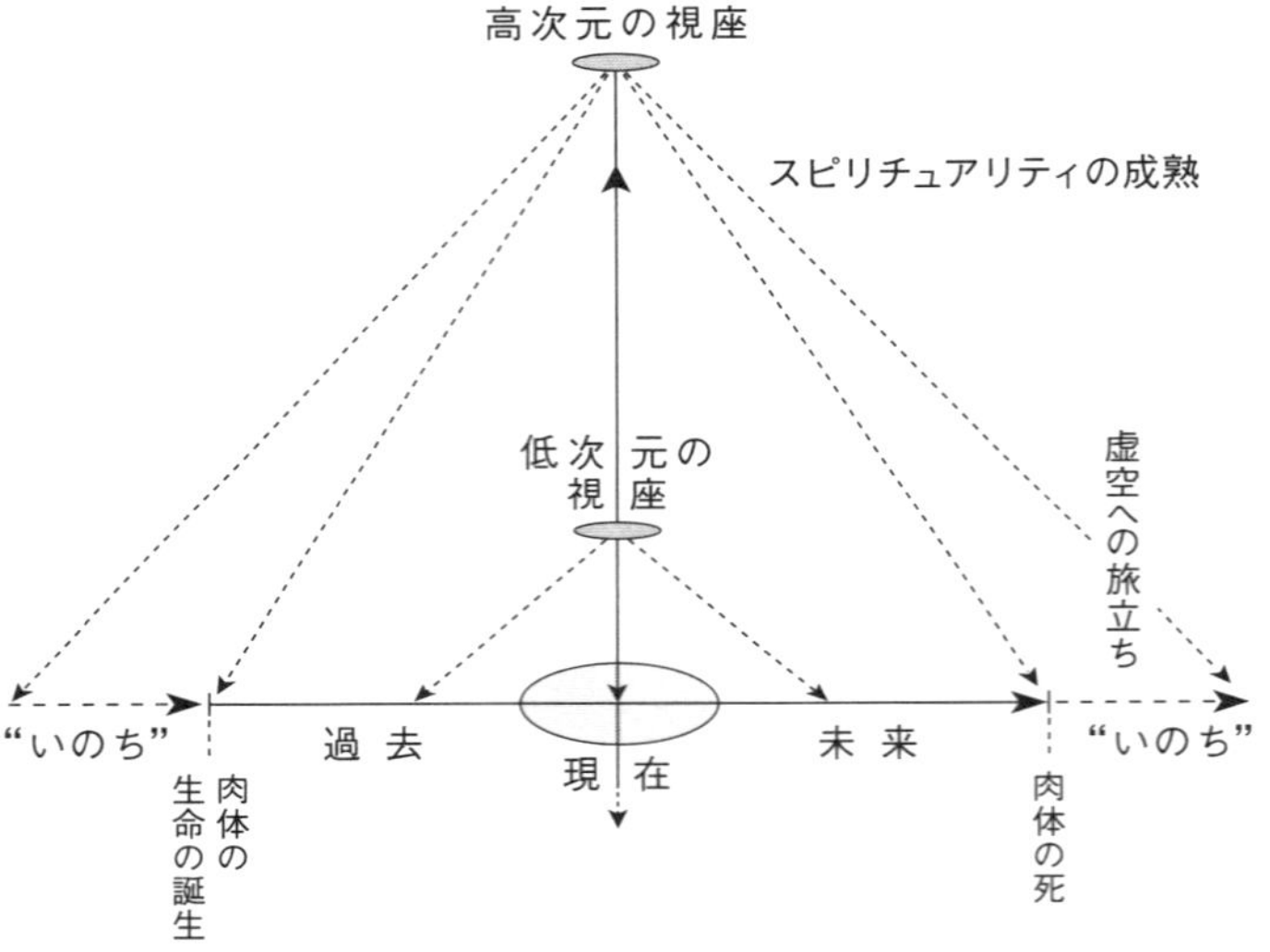

人生の時間的構図

きた」という満足感を抱くことになるのだと思う。

そして、やがてこの世の旅を終え、生命の源の大きな〝いのち〟に還る〝虚空への旅立ち〟として、安らかに死を迎えることができるのではないかと思う。

こういった人生の時間的広がりを上のような図にするとわかりやすいかもしれない。

このように考えてくると、人間のスピリチュアリティには、自分を知り、人生に高さと広がりをもたらす機能が備わっているという確信が、ますます強くなっていくのを私は感じる。

4 スピリチュアリティは「光」を求める

すばらしい〝料理の哲学〟との出会い

人間は、もともとスピリチュアルな生きものである。太陽の光が発するエネルギーによって、この地球上のすべての生きものの誕生と存在が可能になるように、人間も自分を超えた〝大いなる存在《サムシング・グレート》〟から〝光〟のエネルギーをもらわなければ生きることができないのである。人間には、その〝光〟を求める心が宿っている。その〝光〟を求める心こそ、人間のスピリチュアリティではないかと思う。

旅先で、この文章を綴っているのだが、宿泊している栃木県の那須高原のホテルで次のようなみごとな文章と出会った。

「光りを求める心は、初原から人間が人間たるゆえに存在する。……人間という素材もまた、磨かれることで光り輝くと私は信じてやまない。人間を磨くことは、常に進化を求め挑戦しつづけることだと思う」

この文章を綴った本人にお会いすることもできた。昔から湯治の宿場として知られている板室《いたむろ》温泉の大黒屋の料理長である矢野和美さん。氏が綴った『食が癒す——なぜ私は料理するのか』という一枚のシートが、客室に備えてある「宿の案内」の綴りの中にはさまっていた。引用させていただきたいので、ご本人のお許しいただくためにフロントに申し出たら、本人が現われ、しばし立ち話をする機会を得たのだ。

氏が綴った文章から、さらに引用しよう。

「私は日本料理と出逢い心惹かれその道を志した。知れば知るほど、先人達が日本の美意識を料理の中に持ち込み、極め、磨き上げ日本料理として一つの美の形を創り上げたことに畏敬を覚えた。日本料理という美の世界。私はこの世界の表現者の一人になりたいと願った。どうすればこの世界に近づくことが出来るのか。日本料理を創り出すすべての事、物に感謝しそれに値する技を身につけるため日々精進を続けること。これが私なりの答えだった」

こうして日本料理の道に入った矢野さんの精進が始まったのだが、十数年後に大きな転機に遭遇したという。「なぜ私は料理するのか」「料理とは何か」という疑問が心の奥深いところから湧き上がってくるのを感じたという。そして、これらの疑問に対する答えをさがすため、それまでのものすべてをゼロにして自給自足の生活を始められたという。

そのときの体験を綴った氏ご自身の文章を引用しよう。

「晴れた日には大地と共に在り、雨の日には自分自身をみつめる、といった生活を送る中でどうしても私の心から離れないものがあった。

それは美を求める心である。私の美とは絵や器、茶の湯といった、人間が磨き上げた世界を創造するための原動力となる美のことであった」

こうして始まった自給自足の生活の中で、氏はこんな体験に導かれたのだ。

「ある朝、誘われるように目を開けて、畑を見た瞬間大自然の美を吸い込んだ。私はなんとも言えぬ至福を感じ、心が平安に満たされるのを味わった。その時、初めて私は知った。なにも磨かれていない自然という世界の中にも美があったのだと。そして美とはすべてのものの中にある光りを見いだすための心のありようのことなのだと思った。……

人間がなにも手を加えることもなく、口にすることができる食材はこの地球上にいったいどれだけあるのだろう。ましてそれが、美味しいと心から感じるものといったら本当に少ない。そう、人間は食するために料理が必要なのである。料理とは、大自然と人間をつなぐ架け橋なのだ。……大自然の一部を口にすることで一体となり感謝を捧げる。……そこに古代の日本人の美しい心、磨き抜かれた精神を見た。

私は感動を覚えたと同時に私の答え（疑問）はすべて晴れていた」

「素材の光り」を引き出すということ

こういった境地に達した氏は、料理の心、哲学を次のように綴っている。

「素材を生かすという言葉がある。それはそのままで味わうこととは違う。その素材の光りを引き出すことだと私は思う。引き出すために素材を磨く。磨きすぎれば何も残らず、何もなければ光りを見いだすことはない。宝石も磨かずして光り輝かないように。

この光りとは人間が口にして体内で喜びとなる素材の優しさ、自然からの贈り物。自然の一部としての素材との対話はこの創り手に最も大切なこと。私にとって素材の光りを見いだすことは、宝探しのようなものである。自然が私に語りかける。『私の宝をさがしてごらん』と。そこに答えを見いだし共に喜びを分かち合う。こんな風に料理に向かうことが私の喜びである。そしていちばん重要なのは、食事は創り手と食べ手の両者の心が一つになって初めて成されることだと私は思う」（各引用文の傍点は筆者による）

矢野さんは「素材の味」といわず「素材の光り」という。「大自然と人間をつなぐ架け橋」となるのが料理だとも。

この大自然と人間をつなぐ料理を目指す心。それこそが、人間に宿る天与のスピリチュアリティの現われなのだと私は思う。

「人間が磨き上げた世界を創造する原動力となる美」に矢野さんは目を、心を注いだ。その「原動力となる美」に視点を向ける人間の心、魂。それが人間のスピリチュアリティではないか。天上からの〝光〟を求める心。そして、その〝光〟を受けながら素材としての人間性を磨く。そして、その磨かれた人間がさらに光り輝く。

そういう光り輝く人間になるために、私たちは、自分をとりまく人たちと互いにケアし合いながら、自身のスピリチュアリティを育てていかなければならないのだ。

矢野氏の文章に綴られている料理の哲学は、子どもの養育や教育、障害者への福祉、病める人や老いた人たちへの看護や介護、そして医療の世界にも通じるものではないだろうか。

こんな感慨に浸り、この章を閉じることができ、改めて矢野氏との出会いに感謝している。

第4章　スピリチュアル・ケアの生き方

スピリチュアリティはすべての人間に宿っている「宝」である。でも、その「宝」を発掘して磨かなければ、精神の貧困な人間に育つのだと思う。そんな人間が現代の社会に増えているように思う。

人間が必要としているフィジカル・ケアは、現代では十分に与えられている。子どもたちには食べものをはじめ、モノは十分に与えられている。発展途上の国々を訪ねると、日本がいかにモノに恵まれている国かがわかる。いや、恵まれすぎていて、いかに無駄な使い方をしているかに気づかされる。

また、少子化の今日、一人の子どもに親がかける時間はたっぷりある。家電の機器のおかげで、母親の家事労働の時間もすっかり減少した。母親が仕事をもつ場合でも、代わりに託児所や保育園がケアしてくれる。知的情報も、すっかりＩＴ化された今日、子どもの能力では健全に対応できないくらい過剰に提供されている。

こういった社会環境にあって、いちばん欠けているのがスピリチュアルな面でのケアではないかと思う。そして、個人の人間性や人格とか、生命の尊厳が軽視されるという結果を招いている。情緒不安定な子どもや青年、精神的に飢餓状態にある人たちが増えても不思議ではない。

さらに怪しげで危険な新興宗教や、宗教まがいの疑似家族集団に引かれる人たちも増えている。また、その一方では宗教にアレルギーを示し、ヒステリックに反発する反宗教的な人たちも増えている。

それだけではない。結婚という社会的形態は維持しつつも、支え合い癒し合う関係性を育てられない、形骸化した〝夫婦〟が増えている。さらに、中高年のセックスレス夫婦や、ドメスティックバイオレンスで悩む妻や子どもたちも多い。

そんな社会の歪みのはざまで、大人の男と未成年の少女との〝援助交際〟や、〝出会い系サイト〟などを利用した犯罪行為があとを断たない。

こういった今日の社会のさまざまな病理現象は、今さらデータをあげる必要がないほど私たちの周辺で日々起きている。

私たちが直面しているこういった状況が、なぜモノが豊かで、戦争もない〝平和〟な国に起きているのか。それをどう説明できるだろうか。

私は、いずれも、人が人間らしく生きるのにいちばん重要なスピリチュアリティに対するケアが軽視され、無視されていることに由来する悲しい産物であると考えるのだ。

私は、人間のスピリチュアリティという宝を磨き育てる営みは、一生のあいだ続けられなければならないと考える。「ゆりかごから墓場まで」、いや、「生まれる前から死後に至るまで」必要とされているものだと思う。

本章では、生命が誕生する前の時点から、誕生し、成長を続け、老い、そして、死を迎え、大きな〝いのち〟に還る〝虚空への旅立ち〟をするまでの過程を追って、人生の各ステージで必要とされるスピリチュアル・ケアについて考えてみたい。

1 ケアとは

「ケア」の定義

話を進める前に、スピリチュアル・ケアの「ケア」とは何かということを述べる必要があると思う。まずは、私が考える「ケア」とは何かということを簡単に述べておきたい。というのは、「ケア」という言葉がいま巷《ちまた》に氾濫しているからである。そして、あまりに頻繁に使われているために、その言葉の意味があいまいなまま用いられてしまうことがあるからだ。

「ケア」という英語は「カラ」という古代ギリシャ語からきた言葉で、本来の意味は〝悲しみを共にする〟、今日では、一言でいうと〝他者を配慮すること〟を意味する言葉として用いられている。岩波英和辞典によると、「ケア」には「心配、注意、関心事、保護、世話」などといった広い意味があると定義されている。

このように多角的な意味があるので、日本語に訳しにくいのか、「ケア」という英語がそのまま用いられることが多い。そして、いろいろな分野において、それぞれ多少ニュアンスの異なる使われ方をしている。特に、医療や介護の分野では、「ケア」とは「世話、介護」を意味しているようだ。

この医療や介護の分野においても、従来の「ケア」の概念がさらに深められ、新しい概念として考えられるという動きもある。

日本社会事業大学の金井一薫《ひとえ》教授は、「看護の母」といわれるナイチンゲールに始まる看護理論を、看護と介護や福祉を包括した総合的な看護・介護原理におけるケア理論として再構築しようと試みている。そして、金井教授自身の考え方に基づいた「KOMI 理論」(Kanai Original Modern Instrument)を提唱している。*

この金井教授によるケアの定義に、私は注目したい。

氏は、「ケア(看護、介護)とは、人間の身体内部に宿る自然性、すなわち健康の法則(＝生命の法則)が、十分にその力や機能を発揮できるように生活過程を整えることであって、それは、同時に対象者の生命力の消耗が最小になるような、あるいは生命力が高まるような最良の条件を創ることである」と定義している。

さらに、「ケアとは、生活にかかわるあらゆることを創造的に、健康的に整えるという援助行為を通して、小さくなった、あるいは小さくなりつつある生命(力)の幅を広げ、また今以上の健康増進の助長を目指して(ときには死にゆく過程を、限りなく自然死に近づけるようにすることも含まれ)、その人のもてる力が最大限に発揮できるようにしながら、生活の自立とその質の向上を図ることである」とも定義している。

私は、金井教授がケアの定義の中で、人間の「健康の法則(＝生命の法則)」に基づいた「健康増進の助長」、「人間の力の最大限の発揮」ということを重視している点に特に注目している。氏の定義には人間のスピリチュアリティについては明確に言及されていないが、私は人間の「生命の法則」の中心的要素をなすものがスピリチュアリティであると考えているので、こういった包括的なケアの定義に深く共鳴するのである。

＊現代社発行の『KOMI理論』にはKOMI理論の解説、KOMI理論に基づく「ケアのものさし」、実践のためのツールなどがくわしく紹介されている。看護、介護の分野でケアにたずさわっている人には一読をすすめたい。

大きな〝いのち〟を視野に入れたケア

私は、人間の生命の基盤がスピリチュアルな力であることを、これまでくり返し述べてきた。人間の生命は単なる肉体的な生命ではなく、スピリチュアルな〝いのち〟とつながっている〝生命〟なのである。そのことを、ここで改めて確認しておきたい。

私が考えている〝いのち〟とは、人間を含めた生きものの個々の生命のことではない。それらのすべての生きものの生命を支える〝いのち〟を意味する。自然界全体の〝いのち〟、地球にあふれ、地球を包む〝いのち〟、宇宙に遍在する〝いのち〟。そして、その大きな〝いのち〟の一部が人間の肉体（生命）に宿っていると考えている。

そして、私たちは、その大きな〝いのち〟のひとつの小さな表現としてこの世に生を授かり、地球上での生命の営みを続けたのちに、その生命の営みを終えて、再び大きな〝いのち〟に還る旅につく。

帯津良一先生が説かれる「死とは虚空への旅立ち」とは、こういうことを意味するのではないだろうか。

氏は、この〝虚空への旅立ち〟についてこう綴っている。

「人はどこへ帰っていくのか？　肉体はたしかに朽ち果てるだろう。……場のポテンシャル・エネルギーを生命とすれば、その生命は母なるいのちのもとに帰っていくのではないだろうか。母なるいのちとは、虚空の場のポテンシャル・エネルギーにほかならない。とすれば、その人の場のポテンシャル・エネルギーは虚空に向かって帰っていき、いつしか一体となるのだろう。……結局は一五〇億年前のビックバンによって宇宙が誕生する前の虚空に行き着くのではないか。……私の場のポテンシャル・エネルギーは一五〇億年の彼方から来て、再び一五〇億年の彼方に帰っていくのではないか」

（『〈いのち〉の場と医療』春秋社）

このように合わせて三〇〇億年の旅における八〇年の人生の生命のエネルギーを養うこと。つまり、死後の虚空に帰る一五〇億年の旅に備えるために養生することが、すべての人間に課せられた課題なのだと説いている。

私はこうした考え方を踏まえて、ケアとは「人間の生命のエネルギーのポテンシャルを高め、その人のもてる力を最大限に発揮できるようにすることに関心を示し、配慮し、保護し、育てること」ではないかと考える。

そして、スピリチュアル・ケアとは、生命のエネルギーの源である〃いのち〃とのつながりを視野に入れて、人間のスピリチュアリティをケアするものだと考えるのである。

次節からは、生前から死後に至る人生の各ステージにおいてのスピリチュアル・ケアを具体的に考えてみよう。

2　胎内にいるときに

胎児に対する母親の影響は大きい

子どもが両親から求められて産まれるということは、その子どもにとってはかりしれない影響を与える。これが、人間が受ける最初のスピリチュアル・ケアだ。

なかには、親に歓迎されずに生まれる子どもがいる。望んだ妊娠ではなく、避妊が失敗し、中絶がさまざまな理由でできず、出産を決意したものの心の片隅に「本当は産みたくない」という想いを抱きながらの出産。そういう心の状態の母親から誕生する子は、母親の胎内にいるときから、その母親の想いや感情を感じながら生まれてくるのだと思う。こういう母親は胎児の心にマイナスの影響を与えていることはまちがいないだろう。

胎教の効果についての研究は、今日かなり進んでいる。それらの研究に基づき、胎児に童話を読んで聞かせるとか、美しく、楽しい音楽を聞かせることなどがよい、とすすめられている。

それ以上に大切なことは、母親が胎児に語りかけることだと思う。お腹をさすりながら「あなたは大事な子!」「あなたが大好き!」といったような言葉をくり返し口にする。それも口先だけでなく、心から愛情をこめて語りかけることが大切なのだ。

人間にとって自己肯定感をもつことは、生きていく上でとても重要だが、自分の存在を価値あるものと感じ、大事に思うという体験が自己肯定感を育む。胎児に宿る精神は、母親から愛されることによって、誕生前からそのような体験をするのだと思う。

このように考えてくると、胎児に対する母親の影響が実に大きいことを改めて思う。

〝マザーリング〟された女性こそ〝マザーリング〟できる

それと同時に、父親の影響も無視できないだろう。母親になる女性は、まず自分自身が夫や身近な人から十分に〝マザーリング〟(優しく温かくケアする母性的な愛し方)を受ける必要があり、十分に〝マザーリング〟された女性(母親)こそが、わが子を優しく〝マザーリング〟できるという関係性があるからだ。つまり、夫が妊娠中の妻にどう接するかが、間接的に胎児にも影響を与えるのである。

父親となる夫には、胎児をかかえる妻を心身の両面でケアするという責任が課せられている。その責任を果たすことが、胎児に対する〝父親〟としての最初のスピリチュアル・ケアになるのではないだろうか。

まず、つわりで難儀する妻へのいたわりが大切だ。つわりは、妊娠した妻の最初の〝産みの苦しみ〟である。そのつわりがひどければひどいほど、妻は妊娠したことを後悔する可能性が高くなるという。「こんなつらい体験をするのなら、妊娠するんじゃなかった……」などといった負の感情が生じやすいのだ。そういうときに夫のいたわりの言葉が必要である。夫からのいたわりや慰めの言葉を受けることで、胎児に対するマイナスの影響を和らげることができるからだ。

胎児がだんだん大きくなるにつれ、体の動きが鈍くなる妻への協力を惜しまず、妊婦の疲労を少なくすること、心の安定を保てるような配慮、豊かな愛情の表現によって夫婦間の信頼のきずなを強める支え合い、癒し合うかかわり。こういった肉体的・精神的に〝マザーリング〟する・される両親の関係が、そのまま胎児にプラスの影響を与えるのである。

一方、妻の妊娠中に、夫の行動が胎児に大きなマイナスの影響を与える場合があることも指摘しておかねばならない。

たとえば、妻の妊娠中に、性的なはけ口を外に求める夫たちがわが国には多いようだ。そういった行為を隠れながらやっていても、妻には感づかれてしまうことが多い。そういったときの妊婦の心の動きが胎児に伝わることも忘れてはならない。

私の新しい人生のパートナーとなった妻の娘であるIさんは、今、妊娠七か月目に入り、まもなく出産を迎える。夫のDさんは忙しい仕事のため夜中に帰宅することが多い。このDさんは帰宅すると必ず妻のお腹を撫でながら、胎児に語りかけているという。さらに、Dさんは忙しい中、父親になる備えのためのクラスには必ず出席している。先日、重りが入ったエプロンを自分のお腹に付着し、病院の廊下を歩いたりして疑似妊婦体験をしたという。その写真を見ると、大きなお腹をかかえ、笑っている。その笑顔が実にすてきだ。

出産の体験は、女性にとっては人生最大の出来事である。Dさんは近く父親となる備えをすることを通して、自らもその大事な〝出来事〟に参加している。こうしてこの若い夫婦は、やがて生まれてくるわが子に大切なスピリチュアル・ケアを与えているのだ。

3 子育てにおいて

「五感のもてなし」によるマザーリング

この世に生まれた生命は、〝ヒト〟であっても、まだ人間としては未成熟な存在である。このヒトが人間として育つためには、もっとも身近な存在である母親（もしくはその代理人）による豊かな愛情とケア、すなわち〝マザーリング〟が必要であることはいうまでもない。

〝マザーリング〟の大切さを長年にわたって説き、研究や臨床、教育にたずさわっているたけなが・かずこさんによると、マザーリングとは、次のような「五感のもてなし」を通して、相手に安心感を与え、生きる意欲を高めるものだという。

- ●目を向ける（まなざし・関心）　視覚
- ●気をつける（聴く・語りかける）　聴覚

●もてなす（味・香り）　味覚・臭覚
●ふれる（手や体・肌へのマッサージ）　触覚

でも現実には、このような〝マザーリング〟が子どもに十分に与えられていないケースが少なくない。わが国の昨今の現状を見てみると、乳や食べものは与え、排せつなどの世話はするけれど（それさえも自分でしない親も昨今、増えているが）、愛情をもって育てていないという親が少なくないのだ。

抱きかかえられるとか、愛撫されるといった肌のふれ合いがなく、また、語りかけられるという愛情の表現もない環境の中で乳・幼児期を過ごした結果、愛情欠乏症に悩む子どもや若者が近年、増えているように思う。

私のカウンセリングの臨床の場でも、そういう子どもや「アダルトチルドレン」といわれる若者や大人を多く見るようになった。そういう子どもや青年、大人たちはただ心の健康を損ねているとか、社会性に欠けているというのではなく、どこか人間性の中心の部分が病んでいる。つまりスピリチュアリティが歪んでいると思えるのだ。

その原因のひとつは、子育てをする母親自身が夫から十分な〝マザーリング〟を受けていないことにあるように思う。

たけなが・かずこさんは、「生まれた子どものあるがままを受け容れ、心と体で慈しむことができない母親が多くなってきている」と指摘し、「そのような母親は自分自身も十分なマザーリングを受けていないので、母子のあいだにマザーリングする・されるという相互関係がつくれない。そういう母子関係の中で育てられる子どもたちが、心や精神の歪んだ人間に育ったとしても不思議ではない」と語っている。

家族の心を通わせるには

ところで、子どもが必要としているフィジカル・ケアも、ただ食べものが与えられればいいというものではない。まず、子どもが成長するために必要な安全で質のよい食べものを十分に与えることが大切だ。

また食事の時間は、ただ食欲を満たすだけの時間ではなく、楽しく語り合い、心を通わせる時間でもあるべきだが、そういう食事をすることが昨今の家庭に欠けているようだ。

親たちは、まるで動物に餌をやるように、子どもが欲しがるものだけを与えている。それに、楽しく食べることも教えていない。親の都合で、家族が一堂に会し、楽しく語り合う食事の場を設けていない。「早く食べなさい!」とせわしなく食べることを強いている。

こうして、コミュニケーションの時と場であるはずの、家族がそろって食卓につく時間が、わが国の家庭から姿を消しつつある。

日本、アメリカ、トルコの中・高校生と、その両親を対象としたある調査によると、日本の場合、「我慢すること（自制心）」「思いやること（愛他心）」を教えていると答えた親は三〇・六％（米国七七・二％、トルコ七六・二％）と低いという。

こういう自制心や愛他心といった社会人としての基本的能力を教えることを怠っている人が日本の親たちには多いのだ。そういうことの教育は、親子間の心理的距離が近くなければできないのだが、日本の昨今の親子はその距離が広がりすぎているように思う。家族がそろって、語り合い、心を通わせることの大切さを改めて思い起こしてほしい。

ここで、家族のあいだのコミュニケーションが欠けていることに危機感を抱いた母親が、その危機を乗り越えるためにとった試みの例を紹介しよう。

私は、家族のメンタルヘルスに関する講演をするときに、家族間のコミュニケーションの回復に役立つノウハウを必ず紹介することにしている。そのひとつ――

「夕食後、もしくは夜、寝る前に、家族がそろって、その日、楽しかったこと、嬉しかったことをそれぞれが語る習慣をつくる」

これは「理想であって、実践がむずかしい」と思う人が多いかもしれないが、必ずしもそうではない。ある会合で、いつものようにこの話をすると、一人の四十代の母親が手を挙げ、「私は、それを実践しています」と叫び、次のような話をしてくれた。

三人の子どもがいて、高校生の長女は不登校の状態、家にいても、自分の部屋にとじこもり、食事のときも、家族といっしょの席につかず、一人で食べることが多かった。

そんな状況をなんとかしたいと考えた母親は、まず下の子どもとだけでもと思い、夕食後にそれぞれ「今日、楽しかったこと」を語り合う時間を設けることにしたという。

はじめは、たわいない、ささいなことを子どもたちは話すことが多かった。そこで自分がまず自分のことを語らなければと悟った母親は、「今日はね、こんなことがあって、お母さんはとっても嬉しかった……」と語ることにしたという。

それがモデルとなったのか、子どもたちも同じように、その日に「楽しかったこと」「嬉しかったこと」さらに、「悲しかったこと」「つらかったこと」なども話すようになった。

こうして、夕食後、笑いが湧き、楽しく語り合うひと時を過ごすようになった。すると、自分の部屋に閉じこもっていた長女もなんとなく興味を示すようになり、はじめはなにか飲みものを取りにきて様子を見るだけだったのが、やがて自分も参加するようになったという。そして、その娘は徐々に自分の悩みを語るようになり、数週間後には学校に復帰するようになった。

それだけではない、夕食をめったに家族ととらない夫が、夕食を共にするときには、子どもたちや妻と同じように一日の出来事にともなう自分の心の動きを語るようになったという。

そして、次のような言葉で締めくくった。

「人間は〝今〟を生きることをくり返すことで、人生を生きているのだと思います。その〝今〟、その〝今日〟の終わりに〝生きていてよかった、楽しかった、嬉しかった〟という思いで終わらせることが大切だと気がついたんです。そういう想いをもって一日一日を生きることができるように、子どもたちを育てていくのが親としての自分の責任じゃないかと。生きていることのありがたさを感じる人間に育てることが、親が子どもに遺すことができる最高の遺産じゃないかって」

そして、彼女は付け加えた。

「実は、私は、こういうことを通して、夫ともっと心が通う関係になるんじゃないかとも思ったんです。それが成功したんです。やがて家族の語り合いに参加するようになった夫は、私にもやさしくなり、思いやりを示してくれるようになったんですよ！」

会場には一瞬の沈黙に続き、拍手が湧いた。私は、このお母さんの賢さに感心し、心からの拍手を送った。その後、私は、ＰＴＡやお母さん方の会合で講演する時には、必ずこの話を最後に紹介することにしてきた。

子どもに十分な〝マザーリング〟ができない母親、子育てのストレスに悩み、焦っている母親は、夫との関係にどこか足りないものを感じている人が多いように思う。前に述べたように夫からの〝マザーリング〟を受けていない母親が多いのだと思う。

その〝マザーリング〟を上手に夫から引き出し、子育てに対する父親としての責任の自覚に導き、夫婦そろって子どもにスピリチュアル・ケアを提供することができるということを、この事例は示している。

子育ては〝共育〟のチャンス

さて、子育てにおいてのスピリチュアル・ケアついて、もうひとつ事例をあげて、述べておきたいことがある。子育ては、決して親が一方的に子どもに与えるものではなく、子どもからも教えられ、親も成長するチャンスになるということだ。つまり〝共育〟のチャンスになりうるということである。

家庭における危機管理についての私の講演の席で、一人の若い父親がこんな体験を語った。

ある時、九歳の娘が描いた絵が机の上に置いてあるのを見て父親は愕然《がくぜん》としたという。二匹の亀の親子の絵であった。親のほうは頭を出していて、その上に乗っている子亀は頭を引っこめている。「亀はなぜ首を出したり、引っこめたりできるのだろう。きっと殴られたとき頭を引っこめられるようにだろう」と言葉が添えられている。

実は父親のYさんは、姑といっしょに生活していることから生ずるいらだちを、妻や娘にあたることで発散する毎日だった。そして、娘には手をよく上げていたのだ。

その日、Yさんは娘に手紙を書いた。

「A子ちゃん、ごめんね、よく殴ったりして。お父さんが悪かった。許してね。A子ちゃんは、とってもかわいく、大好きで、いつも愛しているんだよ。でもいろいろなことがあってお父さんがいらいらしているとき、ついA子ちゃんに八つ当たりしていたんだと思う。もう二度と手を上げたりしませんから、許してね。本当にごめんよ！　お父さんより」

手紙を書いた翌日から娘さんが変わった。今まで抱こうとすると、「いやっ」と言って逃げていたのが、父に抱かれるようになった。自然に抱かれることができるようになったという。

この話は、親のメンツやプライドにとらわれず、自分の過ちを悔い、小さな娘に謝まり、赦《ゆる》しを求めることの意義を教えてくれる。過ちを認め、赦しを求める父親の行為が、親も学ばねばならない未完成な人間であり、親も子も共に学び成長することができるということを示している。また、赦し合う行為を通して心が通い合い、心の深いところでつながっている喜び、ケアし合う喜びを体験できることを示している。

子育てにおいてのスピリチュアル・ケアは、親が一方的に子どもに教えたり、命令したりするのではなく、心を開き、語りかける行為やフィジカルなふれ合いを通し、心を通わせ、支え合い、癒し合う行為によって示されるのだと思う。

4　学校教育において

バランスを欠いた教育の現状

戦後に制定された教育基本法を改正しようという議論がいま行なわれている。

わが国の学校はこれまで教育基本法に基づいて、いわゆる「知・情・意・徳・体」の教育を担ってきたのだが、さまざまな問題点があるという認識からこれを改正しようというのだ。

教育の内容において、これまではどちらかというと「知」と「体」の教育に力が注がれ、「情・意・徳」という精神面の教育が欠けていたのではないかと、つまり、バランスを欠いた教育になっていることを多くの識者は指摘している。

私は、こういった教育の欠陥の根本的原因は、スピリチュアリティの教育を軽視したり、排除してきたことにあると思う。

たしかに戦後の学校教育は、主として知育と体育に力を入れてきたことはまちがいない。

その反面、徳育が軽視されてきた結果、自分中心主義でわがままな人間を多く育ててしまったきらいがある。

さらに、意志の弱い人間、感性の能力が低い人間を多く育ててきたことも否めない。

そのうえ、「〝大いなる存在《サムシング・グレート》〟に支えられ生かされている自分」という人間観を身につけることもなく育ってしまった。大いなる宇宙の営みの中で、地球の自然という大きな生命システムに支えられている人間の生命の尊さ、自分の生命、他人の生命、自然の生命の大切さやありがたさに疎い人間を育ててしまったのである。

こういった、人間として健全に生きるうえで欠かせない、自然や他者との〝つながり〟の自覚が欠けているところに、今日の社会のさまざまな病理現象が生じているのではないだろうか。

今日の学校では、教師にも生徒にも、心の豊かさやゆとりがないように思う。教える喜び、学ぶ喜びが感じられなくなってきている。学校の教師たちの研修の場で「楽しく教えられるようになるにはどうしたらよいか」といったテーマで話してほしいという依頼を受けることが昨今、増えてきた。教師たちが楽しく教えていなければ、生徒たちも楽しく学んでいないのだ。

また、教師と生徒とのあいだに人間的なふれ合いが欠けているのも気になることだ。

さらに、こういう教育の現場には、子どもたちの感性をケアし、その能力を育てる心の余裕をもった教師が少ない。こうした教育を小・中・高と十二年間も受けたら、どこか不健全な人間が育ったとしても不思議ではない。

このような現実を是正するには、まず、一人一人の生徒の人間性を尊重する精神が教師たちの中によみがえらなければならない。生徒の中に秘められている宝を見いだし、それに光を当てる教育、生徒たちのスピリチュアリティに対するケアが不可欠だと考える。

そのためのいくつかの提言を述べよう。

ほめる教育をしよう

生徒を〝叱る〟教育より、〝ほめる〟教育を私は提唱している。教師の目から見て過ちと思うことを批判したり、裁いたり、そして叱り、ときには怒ったり、さらに暴力をふるうというやり方よりも、生徒が仕上げた成果をほめたり、潜在的な能力を認めて励ましの言葉をかけたりすることにエネルギーを注ぐほうがよいのだ。

そういう教え方の教育的効果はさまざまな研究によって実証されている。

生徒をほめることができない教師は、生徒をトータルに見ていない（見ようとしていない）からだと私は思う。何かすぐれたところ（自分にとっての宝）をもっていない人間はいない。必ず何かがあるはずだ。それを見つけようとする意志があれば見いだせる。それは、時間の余裕があるなしの問題ではない。意志や生徒に接する態度の問題である。

生徒ができることを認め、ほめる教育は、生徒に自信をもたらし、自己肯定感を強化するのだと思う。また、かけがえのない自分の生命や他人の生命を尊ぶ心を育む土壌にもなるにちがいない。

個性を認め、引き出す教育をしよう

画一主義で、みんなと同じことをやり、できるようにするという教育よりも、個性を認め、その個人の秀でた能力を引き出す（宝に光を当てる）ような教育のほうが、人間的であると同時に、教育的成果が高いと私は思う。

それも、クラスの中の一人や数名ではなく、クラスの全員がそれぞれにもっている個性をまず本人が認めると同時に、教師やクラスのほかの生徒たちからも認められるという精神的環境を作ることが必要である。

そういう環境では、他人と違うことをやったり、秀でていたりするということが、やっかみを招いたり、いじめの対象になったりはしないだろう。

不登校の子どもたちのカウンセリングで、私が「何が好きなの？（〝何が嫌いか〟ではなく）」「何が得意なの？」「どんなことに喜びを感じるの？」「あなたの宝物は何？」と問うと、子どもたちは目を輝かせて話しだす。それが、自信や勉強の意欲につながっていくことを実際に体験している。

〝自己開示〟しよう

人間味のある教師には、生徒は親しみを感じるものだ。つねに教える者という〝教師〟の役割意識だけにとらわれている教師には、生徒は心理的な距離を感じてしまう。ときにはその役割意識にとらわれず、自分の人間性をにじませる教師に、生徒は親しみを覚えるようになる。両者のあいだにラポール（心のベルト）もかかるようになる。

私自身が体験したこんな例がある。

ある高校の三年生を対象にした講演に招かれた。

「夢のない人生、夢のある人生」と題した一時間の話。小講堂には約二百名の生徒が床に腰を下ろして坐っている。私語がやかましい。講師の私を司会者が紹介しているときも私語は止まらない。講堂の後ろにずらりと並んで立っている先生方はほとんど黙認している。あきらめムード。なかには一人、二人の先生が私語をやめるように生徒を注意するけれども、効果はない。

そんな中での講演は大変と判断した私は、壇上ではなく、壇の下に立ち、動きながら話をすることにした。

演題にあげた「夢のない人生……」を語るにあたっては、まず私自身が夢をもてずに彼らと同じ十七歳のときに入水自殺未遂をした話から始めた。すると、とたんに私語がやみ、膝《ひざ》をかかえて下を向いていた生徒たちが顔をあげ、私と視線を合わせるようになった。

やがて、どうやって夢のない人生から夢のある人生に変わったか、さらに、夢を実現するための秘訣を語りだしたら、生徒たちは目を輝かせ、真剣に聞き入っていた。そして、一時間の講演を終えたときには、拍手が湧き起こったのだ。

なぜ、このような変化が生じたのか。講演の後で先生方と話し合った。私の〝自己開示〟が生徒たちの関心を引いたからだと、どの先生もわかっているようだった。そして、教師もまず人間であり、〝傷ついた癒し人〟であるという自覚の大切さを改めて確認し合ったのだ。

非行に走ったり、不登校をくり返したりする生徒、教室で騒ぐ生徒たちは、問題をかかえていても〝問題児〟ではない。

生徒がかかえている〝問題〟は、さまざまな要因が重なり合ったものが多く、なかなか解決はむずかしい。クラス担当の教師が対応できる時間的余裕も心の余裕もないというのが一般的状況だと思う。

そこで養護教員や心の相談員の働きが役に立つ。ときには配属されている心理カウンセラーに委ねたりする。

そういう対応の仕方が不適応の生徒たちに有益な援助をもたらすことはいうまでもないが、一方、〝問題児〟は専門家に任せておけばいいという姿勢を生んでしまう危険性もあると思う。〝問題児〟という見方を維持する限り、クラスに復帰しようと本人が試みているときに、偏見をもってその生徒を〝扱う〟という危険性があるのだ。

全校的に心のケアをしよう

昨今、全教師がカウンセリングのスキルを学び、カウンセリング・マインド（傾聴、共感、受容など）をもって全生徒に接することが大切だという認識が高まり、研修課題として取り入れる学校が増えていることは幸いである。

精神面に対するケアは、〝問題児〟にだけ必要なのではない。〝問題〟をもっている、いないにかかわらず、すべての生徒が必要とし、求めているし、また、すべての教師によって提供されるようになることが望ましいのだ。

といっても、それは理想に過ぎないかもしれない。でも、一人でもいい、二人でもいい、その教師の実践を通し、スピリチュアル・ケアの重要性の認識が高まり、できるところから実践する教師が一人でも増えることを私は期待したい。

5　夫婦関係において

〝ふれ愛〟の八つの側面

異性を求めるという人間の行為にはさまざまな動機が働いている。

人は性的欲求だけで恋人を求めたり、結婚したりするのではないだろう。もし、そういう人がいたとしても、その人の心の中には意識されていない別の欲求があるにちがいない。たとえば、「結婚すればとにかくなにかと便利だから……」といった便宜性を求める欲求があるかもしれない。

いちばん多いのは、なんといっても異性との親しい関係によって得られる精神的安らぎを求める欲求だと思う。この精神的安定を求めるという欲求は、人間ならみなもっているのではないだろうか。

いずれにせよ、異性との親しい関係を通して、それぞれが抱く欲求が満たされるような営みがあるところに、人間としての精神的な充足感や生きがい感を味わうことができるのではないかと思う。

でも、それは言うに易く、行なうにむずかしいことだと多くの人は言う。現にカウンセリングを求めてこられる人たちは、なんらかの目的意識をもって結婚したにもかかわらず、現実にはそういう欲求がさまざまな理由で満たされずに悩んでいるのだ。

そういった人たちと共に、私は、それぞれの欲求が満たされるような愛し合う関係をつくるためのノウハウというか、ヒントになるような知恵を考えるのである。

それを紹介しよう。


親しい関係を築きたいという欲求は、別の表現を用いれば、〝ふれ合い〟を求める欲求といってよいだろう。

〝ふれ合う〟ということは、広い意味での人と人とのあいだのコミュニケーション（ひとつのことを共有すること）による連帯感をもつということである。それは愛による〝つながり〟であり、愛のコミュニケーションといってもよい。

この愛の具体的な表現としての〝ふれ合い〟（〝ふれ愛〟と私は言う）には次の八つの側面がある。

①求め愛（求め合う愛）
②見つめ愛（見つめ合う愛）
③語り愛（語り合う愛）
④響き愛（響き合う愛）
⑤ほめ愛（ほめ合う愛）
⑥支え愛（支え合う愛）
⑦赦《ゆる》し愛（赦し合う愛）
⑧親しみ愛・睦《むつ》み愛（親しみ、睦み合う愛）

これら八つは〝ふれ愛〟を構成する要素ともいうべきものである。また、〝求め愛〟から始まり、段階的にひとつひとつの要素を積み重ねながら〝親しみ愛〟に至るという法則のようなものと考えてよいだろう。

これらの〝ふれ愛〟の要素の原点には、前の節で述べた母親がわが子に与える「五感のもてなし」がある。

その「五感のもてなし」の原体験において、母と子のあいだに精神的エネルギーの交流があるときに、その後の成長過程や成人後における〝ふれ愛〟が深い意味をもつのだと思う。また、〝ふれ愛〟の営みが深い精神的エネルギーの交流の体験となりうるのではないだろうか。

このような八つの側面のひとつひとつが十分に機能しているときに、愛を共有し合うという意味でのコミュニケーションと、愛による〝つながり〟が男女のあいだに生ずるのだと思う。

これらの八つの側面は、いくつもの面をもったダイヤモンドのように〝ふれ愛〟の美しさを放ち、また、八つの輻《や》をもった車輪のように人間関係の健全な営みを可能にするのである。

この〝ふれ愛〟の構造を一目で理解してもらうために次頁のような「ふれ愛の車輪」の図*を私は用いている。

この図でおわかりのように、「ふれ愛の車輪」の中心には愛のエネルギーの軸がある。この中心の軸から愛のエネルギーが外に向かって八方に広がり、展開するときに、そこに〝ふれ愛〟がさまざまな形態となって生ずるのである。

＊この図については、拙著『〈ふれあい〉療法』（春秋社）でくわしく解説しているので、興味のある方は参照してほしい。

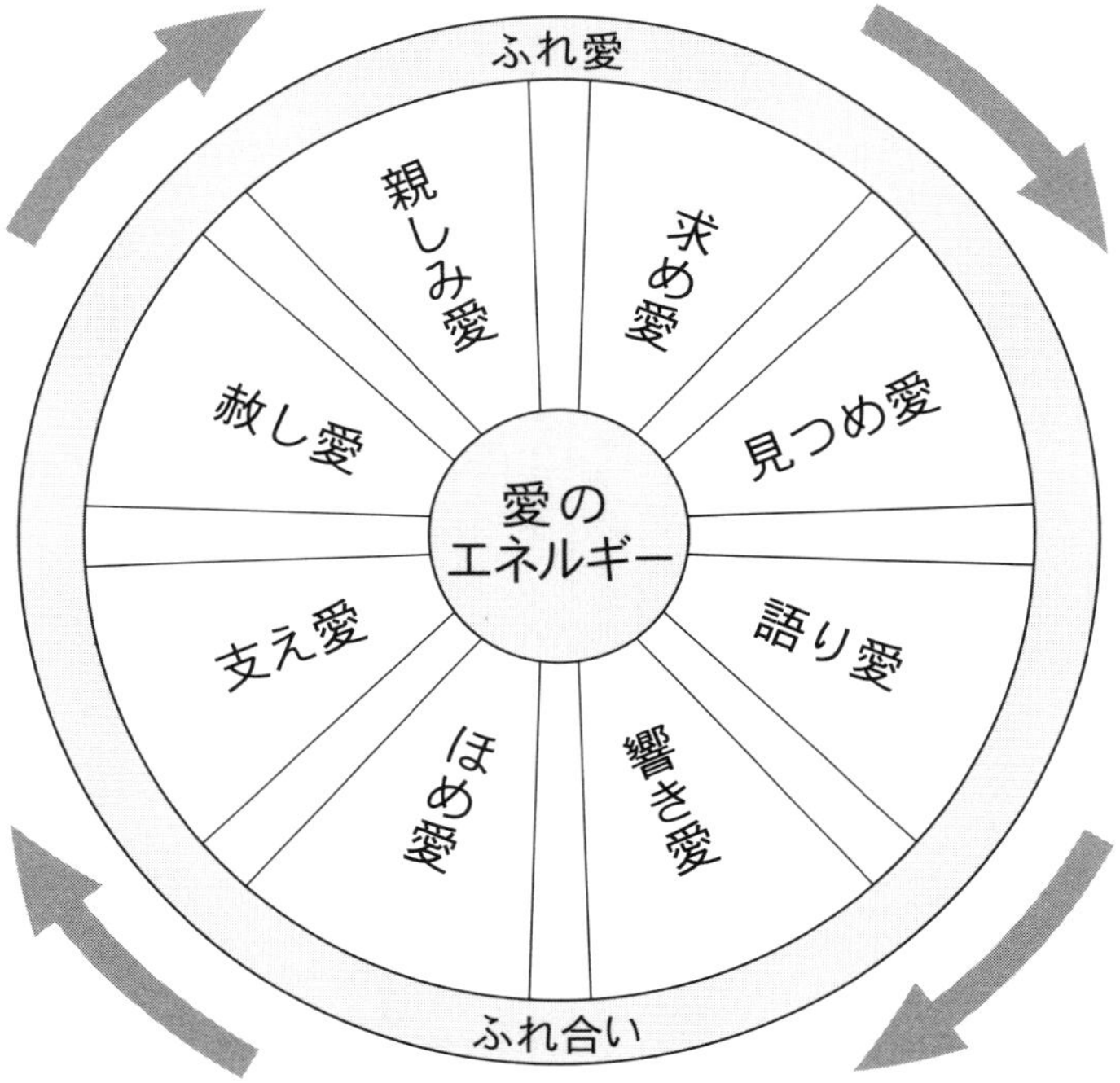

ふれ愛の車輪

この愛のエネルギーを、私はこう考えている。愛は精神的エネルギーであり、そのエネルギーは、個人の成長や癒しをもたらす働きをする。それが自分に向けられたときには、自己の人間としての成長と心身の癒しをもたらし、他者に向けられたときには、その愛を受ける人の成長と癒しをもたらすのだと思う。つまり、「愛とは、人を育み、癒す精神的・社会的エネルギーである」といってよい。

アメリカの内科医で、自己治癒力のパワーを重視するエリオット・S・ダッチャー博士は、『心身免疫セラピー』(春秋社)の中で、「愛は心の中から流れ出る人格的・霊的なもの」と定義しているが、私の考えと共通している。

〝ふれ愛〟の関係は、愛し合う人たちのスピリチュアリティを育み、癒し合うエネルギーを生み出し、精神的一体感をもたらすのだ。それが男女のあいだにおいては、体や心を癒し、精神の安定をもたらすことになる、と私は信じる。

夫婦関係の危機をどう乗り越えたか

ここでひとつの事例を紹介しよう。

関西に居を構えるKさん。東京の支社に単身赴任して数年。当初は毎週末に家に帰っていたが、それが多忙な仕事のために月に二回になり、やがて月一回になっていた。

この間、家に帰っても仕事を持ち帰り、妻や子どもたちと共に過ごす時間よりも、自室にこもり、書類を整理するなど仕事をすることが多くなっていた。夫婦のあいだのコミュニケーションも心の交流も少なくなってしまったことに不満を募らせていた妻は、夫にメールを送った。

「もう、家に帰ってこなくてもよいです」

「なぜ?」と尋ねるKさんのメールに妻は答えた。

「家に帰ってきても、私や子どもとの会話がない。私たちをあなたは必要としていないのでしょうから、家に帰ってくる意味がない。私は離婚を考えています」

このメールにショックを受けたKさんは、「とにかく話し合おう」と申し出た。

「話し合うのなら」ということで、帰宅が許されたKさん。その夜、話し合いができたと彼は思っていたが、自分の本当の気持ちを理解してもらえなかったという妻は、再び、「もう話し合っても意味がない。こんど帰ってくるときは最後だと思ってください。離婚の話を進めますから……」というメールを送ってきた。

この段階で、Kさんは援助を求め、カウンセリングに訪れた。

私は、Kさんに結婚してから今日に至るまでの歩みを図に書いてみることをすすめた。

紙に一本の直線を引き、線の上の段に結婚生活二十年の歩みの中での大きな出来事を記入後、下の段にその時々に自分や妻がどんなことを感じたかを記入するようすすめた。

書き上げたものを持ってきたKさんは、下の段に多くのことを記入することができなかったという。特に妻の心情に対する気くばりがすっかり欠けていたことに気がついたと。「見つめ合い、語り合い、響き合う」ことがなくなってしまった二人のあいだに、いつのまにか「ほめ合い、支え合い、睦み合う」関係がなくなってしまったのは不思議ではない。「ふれ愛」の車輪は空回りしていたのだから。

この現実に目覚めたKさんは、妻にもう一度、「どうしても話し合って、愛し合う関係を回復したい」とメールを送った。

次の週末、二人は再び夜を徹して話し合った。心を裸にして本音を語り合った。お互いのかかわり方に問題があったことを認め、思いやりが足りなかったことを詫び、赦し合った。何年ぶりかの体と心と魂のふれ合う体験をすることができた。そして、将来への希望を回復した。

この事例に見るように、結婚後、妻は子育てに没頭、夫は仕事に専念という性別役割分担を当然のこととし、いつのまにか夫婦としての関係を育てることに関心が薄くなるという人はけっこう多い。結婚生活がもたらすもろもろの便宜に安んじ、お互いの心のケア、スピリチュアル・ケアを怠ってしまうという例は珍しくない。そして、いつのまにか夫婦のあいだに生じる心の溝が深まり、ある日突然、離婚話が持ち上がる。

こういった夫婦関係の危機状態が訪れたときに、夫婦関係の破綻《はたん》という事態を招くか、それとも関係の再生の機会とするかは、双方の対応の仕方によって決まるのだ。また、それぞれが、夫婦関係におけるスピリチュアル・ケアの重要性をどれほど認識しているかにかかっているのだと思う。

6　人生の中間地点において

大切な〝ふり返り〟の作業

人生の営みにおいて、折々に自分の生き方をふり返ってみることの大切さはいうまでもないだろう。特に、成人後、職業に就いたり、結婚したりし、かなりの歳月を過ごした時点で人生をふり返り、今の自分の生き方を分析し、将来の行く末を考える。そして、仕切り直しをして人生を再スタートすることが必要だと思う。

こういった作業は、事業体であれば少なくとも年に一回は必ず実行していることなのだ。事業の一年間の歩みの実績をふり返り、現状を分析し、次の一年、あるいは何年か先の目標を設定する。必要なら事業体の改革や計画の修正を行なう。そういう〝ふり返り〟が事業体の経営の発展につながるのだ。

こういった〝ふり返り〟の作業は、職業にたずさわる人には当り前のことなのだが、いざ個人の人生となると、なぜか〝ふり返り〟に関心を示さない人が多いように思う。

前節でふれた夫婦関係についても同じことが言える。結婚して家庭を築き、夫婦関係を何年か営んでいる。その夫婦関係がマンネリ化し、なにか不満を感じたり、争い合ったりすることも増えてきた。二人のあいだの会話も少なくなり、愛情も冷め、性生活も疎遠となって、なんのために結婚しているのかもわからないといった状態にある。そんな夫婦はいつの時代にも少なくなかったと思うが、近年、わが国には特に増えてきている。

どんなカップルも、人生の中間地点にさしかかったところで、それぞれに夫も妻も過去をふり返り、現在の夫婦関係の実態をしっかりと見極め、将来どういう夫婦になることを望むのかといったことを考え、真剣に話し合って、人生の仕切り直しをすることが必要ではないだろうか。

そうすることが満足して人生を終えるためには欠かせないことだと思う。少なくとも、それが、多くの中年カップルの悩みや訴えに耳を傾ける臨床の中での私の実感である。

〝魂の声〟に従って人生を再出発してみる

人生の中間地点。平均寿命を八十歳とすると、四十歳前後に迎える中年。この時期は、前にも述べたが、マラソンにたとえるならいわば「折り返し地点」に相当する。

この地点で、これまで集団で走っていたランナーのうち、遅れだす者、落伍する者も出はじめる。そういう人たちは、これまでの走り方や日頃の訓練に問題があったにちがいない。また、途中での水分の補給に失敗したことが原因であるかもしれない。

人生も同じだ。中間地点に至るまで、どういうケアを自分に、あるいはパートナーに与えてきたかによって、これからの走り方が大きく左右されることになるのだと思う。体力が衰えたり、故障が生じたり、気力を失う人も出てくる。フィジカルな面でのケアだけではない。心のケアはどうだったのか。スピリチュアル・ケアはしてきたのか？

この頃に、先にたびたび引用したポール・ゴーギャンの「我々は何ものなるや？ 我々はいずこに行くや？」という問いかけに出会うのだ。そして、この問いかけに対する答えを探し求める中で、しばしば危機体験を味わうことになる。

危機とは先にも述べたように、人生を危険な状態にしてしまうか、それとも、新しい出発の機会とするかを決める分岐点になるということだ。

〝魂のうずき〟を人々はこの時期に感ずる。そのうずきにどう答えるかによって、それからの人生が決まる。この時期に、〝魂の叫び〟が多くの人々の心をゆさぶる。その叫びに耳を傾けるか否かによって、人生の後半の生き方が違ってくる。

その魂のうずきや叫びは、人生のバランスの回復と統合をもたらすために働くスピリチュアルなエネルギーが発する波動である、と私は信じる。

それは人間に全体性の回復をもたらす自然なエネルギーの働きなのだ。その自分の中のスピリチュアルなエネルギーの流れに従うことで、人生を充実感をもって終えることができるようになるのだと思う。

そんな〝魂の声〟を聴き、それに従ったことが、健康の回復と人生の再出発の道を歩むきっかけとなった人の事例を紹介しよう。


四十歳を目の前に控え乳がんを発病したSさん。彼女は定時制高校で国語を教えながら、昼間は有名なT大学の博士課程に挑戦するために勉強に励んでいた。ボーイフレンドとの関係をつくることにも気乗りせず、ただひたすら仕事と勉強にエネルギーを注いでいたという。

十年越しの夢がかなって博士課程に進学が決まった矢先に乳がんを発病した。私のワークショップに参加する一週間前に病名を告知され、乳房の切除の手術が必要ということだった。

まだその衝撃が冷めやらない状態で来られたSさんは「ふくらんでいた夢の風船が、いっぺんにつぶされてしまいました。私の乳房といっしょに……」と涙しながら語っていた。

Sさんは、イメージ療法のひとつの作業として「自分の人生のガイド」を想像して会話するというワークをした。

体を横にし、しばらく静かに流れる音楽を聴きながら瞑想をする。私の誘導の言葉に従い、各自が自由に描く「人生のガイド」との出会いの状況をイメージする。その「ガイド」は自分が知らない人物であったり、自分に身近な人物であったりする。生存している人物、あるいはすでに亡くなっている人物であるかもしれない。いずれにせよ、その人物が「ガイド」となって自然に現われてくるまで待つのである。

Sさんは、子どもの頃よく遊んでいた川の土手に横たわっているイメージを描いていたという。すると、しばらくして霧の中から亡くなった母親が姿を現わし、近づいてきた。でも、よく見るとその母親は観音様の姿をしている。そして、その母親が語りかけてきた言葉に、Sさんははっとしたという。

「あなたは仕事にかまけて、心の優しさを失っている。人との心のふれ合いをないがしろにしている。それをもう一度とりもどし、大事にしたら、あなたの〝胸〟が健やかになる」というようなことを語ったというのだ。

「母は、私の心が望んでいたことをちゃんと聞き、観ている観音様（魂の叫びを聴き、観ている観音菩薩）でした。そういう人の憂いがわかる優しさをもった人になることこそ、自分が人生において本当に求めていたことだと、私は改めて悟りました」とSさんは話していた。

有名大学の学位を得て、他人から称賛されることではなく、人々からうらやましがられる対象になることでもなく、本当に人を愛せる人になることが、自分の人生の目的であり、そこに生きていることの意味があるということを悟ったという。

Sさんは和やかな心と優しい笑顔で家路についた。

その日から五、六年が経った年のバレンタインデーに、突然Sさんからバレンタインカードとチョコレートが沖縄の私のところに届いた。

カードには、健康を回復し、本来の人生の目的を忘れずに心身ともに元気に働いていることや、再度、向学心に燃え、T大学の博士課程に挑戦、論文を書き上げ、審査をパスしたとの知らせが書かれていた。ハート型のチョコレートが今のSさんの心の姿を象徴しているのだと思えた。

もうひとつの例は、結婚して三十年の五十代半ばのKさん夫婦。

夫のKさんは〝主人〟であって、長年妻をコントロールし、リードする人であった。妻のA子さんは奥さんとして夫に従い、いつも教えられる人であった。そんな夫婦の関係の中で〝自分を殺して生きる〟ことを余儀なく(?)させられてきたという想いが強いA子さんは、そういう夫婦関係に悩み、苦しみ、いくたびか心情を訴えつづけてきたものの効なく、離婚を考えたこともあったが、状況はさほど改善されないまま三十年近い夫婦関係を続けてきた。

夫婦の友人とのご縁があって私との出会いがあり、拙著の『家庭内再婚』(丸善ライブラリー)を一緒に読んだことから、転機が訪れた。

KさんとA子さんは、この本を声に出して読み合ったという。その文章を通して二人は、それぞれに自分の〝魂のうずき〟と相手の心の内をより深く理解するようになり、夫婦関係の〝ふり返り〟の作業と分析を行なうことができたというのだ。

こうしたことを通して、二人はこれからの夫婦関係のあり方を話し合い、新しい決意をもって再出発する決断へと導かれたという。

そしてその決意を〝続婚式〟というセレモニーによって表現しようということになり、この夏の一夜、沖縄の〝うりずんの家〟で挙式することになった。

夏の夕暮れ、ライトアップされた庭に立つカップルの姿に、私の妻や介添えの人たちの目は注がれた。ミッション・ステートメントを読む二人の声はかすかに震えていた。その二人の想いに心を馳せながら司式をする私の声も震え、涙を禁じえなかった。

ミッション・ステートメント

二人　私たちは、パートナーシップをもって、いたわり合い、分かち合い、補い合って、人間としての成長を助け合っていくことを誓います。

夫　私は、愛するスキルを身に付け、貴女を尊重し、心から愛することを誓います。愛することのできる人間になり、今まで一方的に尽くさせてきた貴女のこれからの人生を支えます。

妻　私は、自由な私の意思で貴方を愛することを誓います。自分の考え、思い、気持ちを大事にし、言葉で伝える力を高め、愛することのできる人に変わろうとする貴方を、感謝の気持ちをもって心から支えます。

夫　変えられるものは変える勇気を
妻　変えられぬものは受け容れる謙虚さを
二人　そして、それを見分ける知恵が得られますように。

お互いのスピリチュアリティに対する豊かなケアがあふれ、見守る私たちの心もスピリチュアル・ケアをたくさんいただき、祝福されたひと時であった。

7　介護・医療において

四種類の痛み

介護や医療の現場に登場する高齢者や病んだ人たちに対するケアがトータルになされることがふさわしいのはいうまでもないだろう。人は、原因がなんであれ、複合的であれ、特定な領域において病み、それが症状として現われたときに、当然なことだが、その病んだ部分に対するケアを求める。

そして、それで満足する人もいるが、満足しない人もいるにちがいない。満足しない人の場合は、その症状が複合的な要因によって誘発されたという自覚がある人だと思う。たとえば、子宮けい口がんを患っているAさん。治療が思うようにうまく進まず悩んでいた。Aさんは、かなり乱れた性生活をして過ごしてきたことが発病のひとつの大きな要因となっていると考えていた。そのために自責の想いに苦しんでいた。

さらに、そのようなライフスタイルは、自分の母親の男性関係がモデルとなっていると考え、その母親に対する怒りの感情を募らせていた。そんな自分の心にどう対応してよいかわからず、情緒不安定となっていた。それが闘病生活にもマイナスの影響を与えていたのだ。

もし、死ぬようなことがあったら母の墓に入りたくないとも言っていた。

イメージ療法を行なってみると、母親に関するイメージはいつも悪いものばかりが浮かび、そのたびにつらい想いをしていた。そんなAさんが求めていたのは、がんの治療やそれにともなう看護だけではなく、メンタル・ケアや、スピリチュアル・ケアであったのだ。

この例のように、病んでいる部分の症状や痛みは、その個人の全体の一部の症状であり、痛みであるのだから、その人全体へのケア（関心、配慮、手当て）が必要なわけである。

そもそも、痛みには四つの種類があることが知られている。

①フィジカル・ペイン——体の痛み
②メンタル・ペイン——心の痛み
③ソーシャル・ペイン——人間関係にともなう痛み
④スピリチュアル・ペイン——スピリチュアルな痛み

先のAさんの例のように、体の痛みを訴えるときに、同時に他の三つの領域のいずれか（あるいはすべて）の痛みも表現されることがある。体の痛みが心の痛みを誘ったり、ときにはスピリチュアルな痛みを生むこともある。また、人間関係にともなう痛みが心理的な痛みとなり、さらに身体的な痛みを増幅させることもあるわけである。

これらの痛みのうち、病人や高齢者たちが訴える痛みには、特に複合的な要素をもったものが多いのだと思う。体の機能の障害や減少・喪失、メンタルな機能の減少・喪失、社会的役割の減少・喪失などにともなって生ずる存在価値の減少感、人間関係の喪失感などが、複合的に〝痛み〟として体験される。

特に長年つれそった伴侶の死によって生ずる心理的な痛みは大きい。さらに、死が近づいていると予想される状態であるときには、不和な関係にある家族との和解にからむ葛藤に心を痛めることもある。加えて、家族との死別、死後の世界に対して抱く不安感などがスピリチュアル・ペインになったりする。

こういったスピリチュアル・ペインは、なんらかの宗教を信じ、日頃、信仰生活をしている人には少なく、逆にそうでない人には高いと一般的に理解されている。でも、宗教を信じていない人のすべてが死に対する不安が高いというわけでもない。

いずれにせよ、介護や看護にたずさわる者にとっては、どんな場合にも、人間の全体性を見失うことなく、それぞれの状態において適切なケアを提供することが必要なのである。

「ケアの五つのものさし」

そういう意味で、本章のはじめに紹介した金井一薫教授の「KOMI理論」が提唱する「ケアの五つのものさし」は重要な指針を与えてくれる。「五つのものさし」は次のようなものである。

①生命の維持過程（回復過程）を促進する援助
②生命体に害となる状況をつくらない援助
③生命力の消耗を最小にする援助
④生命力の幅を広げる援助
⑤もてる力、健康な力を活用し、高める援助

これらの〝ものさし〟のひとつひとつにケアの方向性が示され、その対象者の状況に合った異なるケアのあり方が示唆されるという。この金井教授が提唱する〝ものさし〟には、

人間性に宿る「本来の生命の姿」を大切にするというものの見方、人間観や価値観が貫かれているように思う。

氏は、こういうものの見方を草花を育てる状況にたとえて、こう綴っている。

「私たちが草花を育てる時のことを想像してみよう。ここに一粒の種子がある。種子は一つの完成された生命体である。私たちはその種子のなかに、手で触れたり、眼で見たりすることはできないが、たしかに〝生命〟が宿っていることを知っている。

この種子を土に埋め、毎日いたわるような気持ちで水をかける。すると芽が出て、双葉が開き、芽が伸びる。さらに水を補給し、肥料を加え、余計な雑草を抜き、時の流れを待つ。

するとある時、すてきな、美しい花が咲き、実を結ぶ。これは誰でも知っている花の生命力であり、姿である。

このとき、私たちは具体的にどんなケアをしているのだろうか。基本的には、この花の種子に宿る生命の力を信じ、そのもてる力に力を貸しているのである。

陽光が注ぐ場所を確保して種を蒔き、水分を切らさないように管理し、とはいえ水分過多は根腐れを起こすので与え方に注意し、周囲に生える雑草を抜いたり、害虫から保護するなどの対策を立て、生命力が消耗しないように支えを立てるのである。

ここには五つのものさしの発想がすべて網羅されていることに気づくはずである」

みごとな比喩である。さらに氏は言う。

「どんな小さなケアにも、その行為を導く根拠や目的が存在する。その目的達成のために、今何をすべきかを判断して、行動する人々こそケアの専門家なのである」

身体的ケアを必要としている人にはその求められているケアを、心理的ケアを必要としている人にはその求められているケアを、社会的ケアを必要としている人にはその求められているケアを、スピリチュアル・ケアを求めている人にはその求められているケアを提供することができるということは、その道のプロだけに求められているものではないだろう。私は、介護・看病・看護にたずさわる者すべてに求められていることではないかと思う。

ケアに不可欠なものとは

さて、介護や看護においてのスピリチュアル・ケアを提供する立場にある者にとって、もっとも必要とされているものは何なのだろう。それは、まず、ケアを提供する対象者に対して〝敬意《リスペクト》〟を抱くということだと思う。一人の人間、そのかけがえのない生命であるその人が、価値ある存在、固有の価値をもった存在であるゆえに、その対象者をあるがままに受け容れるという姿勢。これが基盤だと思う。

この〝受容〟を基盤としたうえで、対象者を理解するために〝傾聴〟することだ。それも、相手を部分的ではなく全体的に理解する。それには相手が語る言葉だけに頼らず、表情から心の動き、感情を理解することも欠かせない。さらに、相手の立場に立って理解する〝共感〟が必要だ。

それに、こういった技能《スキル》は、対象者に注ぐ〝愛〟のエネルギーがともなっていないと、単なる技術に終わり、それが相手に伝わって、それらの行為が受け容れられなくなってしまう。

こういったスピリチュアルなエネルギーが双方のあいだに交流するときに、ケアを提供する者と受ける者とのあいだに精神的一体感や信頼感が生まれるわけである。そのとき、並行して提供される身体的ケアなど、他の領域のケアが生きてくるのではないだろうか。

8　死を迎える前に

死ぬ前のスピリチュアル・ペイン

人間には自分の死を予知する能力があるという。特に、病気を患い生命エネルギーが低下するに従い、やがて生命の活動が停止するときが訪れてくることを予知するようだ。そしてその死を迎える前に、人間はいくつかの精神的作業を行なうと考えられている。

こういった現象が生ずることをどうやって知ることができるのだろうか。

生理学的には死んでしまったと周りの人たちが判断したにもかかわらず、何時間かあとに生気をとりもどし、〝生き返った〟という例が数少ないけれど現にある。こういった人たちの〝死を迎えた状態〟の前後に体験したことを対象とした〝臨死体験〟の研究によって、死に臨む前の人間の精神的営みの内容を知ることができるようになった。

さらに、まだ意識がしっかり活動しているときの（たとえば死を迎える数日前とか数週間前頃から）病人の言動を観察してみると、その精神的営みがどんなものであるか、わかるのだ。

たとえば死期が近くなった病人は、いわゆるスピリチュアル・ペインを体験することがよくある。このスピリチュアル・ペインは、人間のスピリチュアルなエネルギーが人生のバランスを回復させるために発生するのだと、私は考える。

それは〝魂のうずき〟とも呼べるもの。そして、その〝魂のうずき〟は痛みをともなう体験かもしれないが、自然治癒のプロセスとして避けられないものだと思う。

身体の症状を訴えるメッセージが身体的痛みとして表現されるとすれば、痛みを感じないことは正常ではないのだ。とすれば〝魂のうずき〟という痛みも、避けるべきもの、取り除くべきものではなく、しっかり自覚して、痛みを生む要素となっていることを克服すべきものではないかと思う。

死にともなうスピリチュアル・ペインの内容をさらに具体的に考えてみよう。これから綴ることは、私自身が主として病院やカウンセリングの臨床などで接した数十の事例の観察に基づいたものである。

ひとつは、死を迎える前(死を予知、予感したとき)に、これまでの人生の中で、特に重大な影響を与え合ってきた人たちとの関係において気がかりになっていること、未解決の感情を整理したいという想いが〝魂のうずき〟として生じてくるということである。

たとえば――

1. なんらかの出来事によって生じた特定な人に対する怒りの感情を整理し、解消したいという願いが生ずる。

2. 自分に対して怒りやうらみの感情を抱いていると思われる特定な個人との和解を得たいという願いを抱く。

3. なんらかの理由で疎遠になっている関係を回復したいという想いに至る。

などといったことが、死を前にした人に多く見られる。

もうひとつは、死を迎えること自体にともなう不安や恐怖心がスピリチュアル・ペインとして生じるということである。

死は、死を迎えようとしている当人にとってはまったく未経験のことなので、大きな不安を招くのは当然であろう。人間はだれしも未知のことには、不安を抱くものだ。これは自己を守るための自然な精神的営みだと思う。

その不安は、死にともない体験するさまざまな心理的な痛みにより増幅され、恐怖心を招いたりする。

たとえば――

1. 自分の人生に重大な影響を与えてきた人々との関係が、死によって断たれるという喪失体験を予想する。

2. 死を迎える精神的準備ができていない状態にもかかわらず、死を予知し、そこに自分の無力さを感じる――コントロールの喪失感。こういった心情は、「なぜこんなことが？　どうなるの？　どうして、こんな状況のときに？」などといった質問などによって表現されたりする。

死を前にした病人をどうケアするか

こういった死を前にして多くの病人が体験するスピリチュアル・ペインに対し、ケアを提供する立場にある人（家族や介護、看護など医療関係者）は、どう対応し、どのように援助を提供することができるのだろうか。決して易しい仕事ではない。

特に、病人の心の中の営みであり、しかも死を前にして病人は身体的・精神的エネルギーが低下しているためにうつ状態になったり寡黙になったり、あるいは逆にいらいらした感情や怒りをもろに表現することが多いので、対応がむずかしいのだ。

まず、死を前にした病人が体験しているスピリチュアル・ペインは、当人が克服できるように援助することはできるが、痛み自体を取り去ろうとしても、それはむずかしいと理解しよう。むしろ、それは不可能なことだと思う。スピリチュアル・ペインは、その当人のみしか解消できないからである。克服する努力は当人がしなければならないのだ。

と述べると、精神的エネルギーも、身体的エネルギーも低下している人に、それを要求するのは無理な話だというかもしれないが、それは決して不可能だとは言えないと思う。身体的なペイン・コントロールの医学的な手段を施しながら、適切なアプローチを用いれば可能なことなのだ。

ここで、その適切なアプローチに関する留意すべきことや助言をいくつか述べよう。

次に紹介するのは、長年ターミナル・ケア（終末期医療）にたずさわってこられた村上国男医師（救世軍清瀬病院院長・ホスピス科部長）の講演——二〇〇三年九月十二日の「生と死を考える会」——の内容を参考にしたものである。

1. 病人自身はスピリチュアル・ペインに気づかない状態でスピリチュアル・ペインを訴えていることがあるので、正しく読みとることが必要である。
2. スピリチュアル・ペインは身体的症状に隠されていることがある。
3. 症状に関する質問（どうして？　なぜ？）自体がスピリチュアル・ペインの表現であることがある。

4. 宗教に関心を示すことにスピリチュアル・ペインが隠されていることがある。その場合、表面的に対応するのではなく、そのペインの中身に対応することが必要である――特に、宗教の押し売りは禁物。

5. 病人の側《そば》に寄り添い、居つづけること（being with）――精神的にも、時間的にも――が大切。

6. 病人の訴えには時間をかけ、訴える想いや感情を否定したり、批判したりせず受容し、共感的に傾聴することが必要。

7. ケアを提供する人自身の価値観を押しつけない。

8. 死を受容するために病人自身が行なっている精神的作業を理解し、その作業を援助すること。死を回避するような言動は避ける（たとえば、悪い例としては、ベッドサイドでよく耳にする「早く元気になり、教会の礼拝に参加できるように！」という牧師の祈りとか、親族・友人などの「そんなこと（死）考えたりしちゃだめよ！」といった言葉など）。

死に臨む備えをしている病人を、なんとかこの世に引き止めようとするのではなく、その備えの作業を助けることが求められているのではないだろうか。さらに、その人の存在や人生そのものに対する感謝の想いなどを伝えることのほうが大切だと思う（仏教の〝引導〟や、カトリックの〝終油の儀式〟などの意義を改めて思う）。

9. 病人が自分の人生と〝和解〟することを援助する。

死後の世界に対する不安

死を間近に予知したり、予感した人が体験するスピリチュアル・ペインには、死後の世界に対する不安もあると思う。

人は、特定の宗教を信じる、信じないにかかわらず、死後の世界がどういうものかを知りたいという想いに駆られるのではないだろうか。

といっても、「まったく虚無の世界であるのだから、そんなことには関心がない」という人もなかにはいる。

あるいは「死んだら地獄に行くのか、それとも天国に行くのか？」と考え悩む人もいる。

これは、これまでどういう生き方をしてきたかによって異なると思う。おそらく、天国の存在を信じる人ならたいていは、死んだら天国に行くものと思ったり、そう願ったりするのではないだろうか。

さらに、ある人は死んだら宇宙に還るのだと考える。大きな〝いのち〟に還る〝虚空への旅立ち〟をすると考える人もいる。

いずれにせよ、死後の世界に対する想念の内容によって、死にともなう不安や恐怖心を克服する仕方が異なったものとなるのは当然なことである。

その点、なんらかの信仰心をもっている人は死に対する不安や恐怖心がない（低い）と一般的には考えられているけれども、臨死についての臨床研究の先駆者として知られているキューブラ・ロスなどの研究によると、信仰心をもっている人が安らかに死を迎えるとはかぎらないという。要は、その人の信仰心の中身によって異なるというのである。

先に引用したＳＱの研究者たち（ダナー・ゾーハー、イアン・マーシャル）も、信仰心をもっている人がすべてＳＱが高いとは言えないと述べている。スピリチュアル・インテリジェンスの能力が高いかどうかが、死にともなうスピリチュアル・ペインの程度と内容を左右すると考えるのが正しいように、私は思う。

死に備えた人の二つの事例

ここで二つの事例を紹介しよう。ひとつは死を予知した脳腫瘍《のうしゅよう》を患っていた男性が、心の中に宿る怒りの感情を整理する必要を感じ、死に備えたという事例である。

ある日、脳腫瘍を患っている人の夫人から手紙が届いた。夫の病気はかなり進行していて視力障害も出ているが、まだ歩ける。歩けるうちに私に会いたいという内容であった。拙著の『医者に行く前に気づく本』(日本教文社)を読み、「私にどうしても会いたい」と夫が言う、と書いてある。

仮にKさんとしよう。このKさんが住んでいるところは私のところまで飛行機でも半日かかる。「目が不自由なら大変でしょうから、私がそちらのほうに講演にでも出かけていった折にお訪ねしましょうか?」と返事したが、それまで待てないということで、夫人に連れられて遠路を訪ねてこられた。

Kさんの発病前後の経緯を、かいつまんで記そう。

Kさんは農協の理事長を三期務めたが、年齢上の理由から引退を考え、次回の選挙には出ないことにした。ところが、部下や周囲の人たちからなんとかもう一期続けてほしいと言われ、「じゃあ、もう一期だけ」と、再び選挙に出ることにした、という。

ところが、かつて部下だった人が対立候補となって、結局、自分は落選してしまった。意外な結果だった。それに、その対立候補が裏で金銭的に工作していたことを知り、ショックを受けたのである。

思いもよらぬ落選。かつての部下の裏切り。なんともいえぬ悔しさ、怨念。

それから数か月後に発病。この出来事がKさんのがんの発病にどう関係しているかは定かではない。でも、Kさんの数か月間におよぶ苦悩に満ちた心的状況や精神状態(事実を明らかにし、部下と直接対決したいという想いがある一方で、性格的に我慢する傾向が強いため、負の感情を抑圧し、その相反する心情の葛藤、ジレンマに苦しむ)がひとつの発病の因子になっていることが考えられる。発がん因子はほかにもあっただろうが、Kさんの心の状態が体内に宿る免疫抗体を弱めてしまったとも思われるのだ。

それに加えて、Kさんの心の問題が解決されないかぎり、闘病の姿勢にも、また死を間近に感ずるKさんの死を迎える心の準備にも、悪い影響を与えるという懸念を私は抱いたのである。

断続的に二日間かけて、私はKさんの心情の吐露、気持ちや考え方の整理のために話し合った。

人に対する怒りや憎しみの感情をもちつづけることは体にも心にも悪い影響を与えるということ、過去の出来事は変えられないが、出来事に対する自分の態度を変えることで「過去」へのこだわりを放棄できるということを理解し、「今、在るもの」「今、生きていること」「今、できること」に目と心を注ぎ、「今、なさねばならないこと」を模索する作業をしたのである。

帰るときにKさんは、「今、すべきこと、今、できること、それにこれからやりたいことが見えてきた」と明るい顔になり、不自由な目に輝きがもどってきた。

「私は今、けっこう大きな家に住んでいるけど、今回のいろいろな話し合いで学んだように、なんでも心を開いて語り合い、そして心の癒しが体験できるような場を提供できたらいいなぁと思う……。なにか大事な目標が見いだせたようで、これからの闘病に頑張ります」と言って、夫人に手を引かれて帰っていかれた。

Kさんの訃報を聞いたのは、それから二年ぐらい経ってからで、心安らかに死を迎えられたという知らせを受けた。

二つ目の事例は、六十代後半になってパーキンソン氏病を患い、神経と筋肉のコントロールを徐々に失っていく中で、死を予知し、「人生の統合」という精神的な備えをしながら、安らかに死を迎えた友人の話である。

玉置《たまき》正高（実名）、享年七十七歳。氏は生前、大手の商社マンとして諸外国での生活の経験も多く、重責を果たして定年退職。さらに、いくつかの会社の役員として働かれたあとに、長野県の富士見高原に居を構え、夫人と二人の余生を送られた。

新居を構えたところは小さな高原の町。お二人はその地で町の公民館活動に協力し、英語教室を開いて〃小さな国際人〃の育成に当たったり、国際クラブを創設するなどさまざまなボランティア活動を続けられた。その氏の活動に対して町長の表彰も受けられた。

氏は晩年パーキンソン氏病を患い、歩行や言語が不自由な身となったにもかかわらず、ボランティア活動を続けていた。ご夫妻の尽力で開かれた公民館主催の夏季大学の講師として私が招かれたときには、不自由な体をおして、歩行補助器に助けられながら会場に現われ、ほとんど言葉にならない声を聞きやすいようにと、両手をラッパのように口に当てて話す努力をしておられる姿に、私は感動した。

患った難病は徐々に進行し、癒えることなく家族や町の人たちに惜しまれながらこの世の生命を終えられた。

氏の晩年の生きざまについて夫人が綴られた「ご挨拶《あいさつ》」の文章の一部を引用しよう。

「この一〇年の夫の生活は、パーキンソン氏病と共に歩みながら、美しい鳥のさえずりを愛し、さわやかな陽の光に感謝し、音楽を愛し、教会の小さな子供等に囲まれ、そして、尊敬し愛する方々にあたたかく見守られた毎日でございました。……夫は、神様の許に召されるその前日まで〃ご奉仕をしたい〃と申しておりましたが、そのことも叶わなくなりまして、ただ『最上のわざ』と晩年に心をとめた詩のとおり、胸に手を合わせつつ、『祈りの奉仕のわざ』をくり返しながら……静かに、苦しみもなく、平安な表情で天国へ旅立ちました」
玉置夫人の「ご挨拶」の文章の中に出てくる、氏が愛唱していたという「最上のわざ」という詩を紹介しよう。

この世の最上のわざは何？
美しい心で年をとり、
働きたいけれども休み、
しゃべりたいけれども黙り、
失望しそうな時に希望し、
従順に　平静に　おのれの十字架をになう若者が、
元気いっぱいで神の道を歩むのを見てねたまず、
人のために働くよりも　謙虚に人の世話になり、
弱っても　もはや　人の役に立てずとも親切で　柔和であること、
老いの重荷は神の賜物、
古びた心に　これで最後の磨きをかける。
まことのふるさとへ行くために、

おのれをこの世につなぐ　くさりを、
少しずつ　はずしていくのは真にえらい仕事。
こうして　何もできなくなれば　それを　謙遜に　承諾するのだ。
神は　最後にいちばん良い仕事を残してくださる。
それは祈りだ。
手はなにもできない、けれども最後まで合掌できる。
愛するすべての人のうえに、神の恵みを求めるために。
すべてをなし終えたら、臨終の床に神の声を聞くだろう。
「来たれ　わが友よ、われ、なんじを見捨てじ」と――
（『人生の秋に』ヘルマン・ホイヴェルス）

昇天一か月前の氏の祈りの言葉を最後に記そう。

「あなたは、私の過去においておかした誤りに対してパーキンソン氏病という恩寵を下さり、あなたへの道を示していただきましたことは、感謝にたえません。

これからは、パーキンソン氏病のために、まともなことが言えなくなるかも知れませんので、ここに私の感謝の言葉をささげます」

ここに紹介した人や、何人もの人たちの死を前にした生き方に接した体験を通して、私は、「死ぬということは、すべての人間がしなければならない人生最後の仕事ではないか」と考える。

それは、人生のふり返りを通して、人生を統合し、完結するという作業、新しい〝いのち〟へと旅立つための通過行為であると思う。

そして、そういう精神的作業は喜びも痛みもともなうものにちがいない。その喜びは人生の統合を果たした喜び、自分の人生と和解した喜びである。そして、痛みはそこに至るための産みの苦しみの痛みであり、避けられない痛みなのだと思う。

とするならば、死に臨む人たちへのスピリチュアル・ケアは、その人の痛みを受容し、共感し、理解し、その痛みの中にある人に寄り添うことによって、その痛みを克服する援助の手を、心をさしのべることではないかと思う。

9　喪失体験において

喪失体験は〝小さな死〟

人生は喪失体験の連続だ。人生における最初の喪失体験は、誕生の瞬間に訪れる。〝産まれる〟ということは九か月にわたって庇護してくれた母胎との離別を意味する。この〝離別〟がなければ新しい生命は産まれない。誕生は、すでに九か月のあいだ母親の胎内で育まれてきた〝生命〟が、次のステージである〝人間〟としての人生の歩みに旅立つ瞬間。つまり、離別と喪失なくして新しい生命の誕生はないのだ。

こうして、誕生の瞬間から始まる〝古い生命〟の喪失と〝新しい生命〟との邂逅のくり返しが人生であるといってよい。人間の身体の組織は、新陳代謝によって古いものが去り、新しいものにとって代わられながら成長していく。

人生の営みの過程はこうした身体の側面だけではなく、心理的・社会的側面においても喪失体験を積み重ねていく。

たとえば、なんらかの理由により転居を余儀なくさせられることで、せっかく親しくなった近隣の友や住みなれた住居や生活環境と離別する。

歳を重ねるなかで、病気や事故によって身体機能の一部を喪失することもある。若さの喪失。肌のしわもふえてくる。目も、耳も、足も不自由になる。そして高齢にともなう経済力の減少や社会的役割の減少。それが自己の存在価値の減少感の原因にもなる。

こういった人生の営みにおいて遭遇するもろもろの喪失体験は、いわば〝小さな死〟といってもよい。これらの〝小さな死〟に対面したときに生ずる心の傷や魂の痛みはケアを必要とする。

そのひとつひとつの〝小さな死〟に対するケアが十分に与えられることによって、人生の最期に訪れる〝大きな死〟を安らぎをもって迎えられるようになるのだと思う。

共感し、あるがままを受け容れてくれる人

人生における最大の喪失体験は、やはり近親者との離別による喪失であろう。この近親者の喪失体験はさまざまな形で訪れてくる。事故死や犯罪などによる不慮の死。特に、それが突然に発生することによるインパクトは測り知れないほど大きく、重い。突然の病死

もそうだが、まったく予期していなかった状態において遭遇する近親者との離別・喪失体験が遺された者に与える苦痛は想像を超える。

そのような喪失体験の場に立ち会う機会がいくたびとあったが、そのたびに、私の目の前で嘆き悲しむ人の心の内を理解する試みは、空しい努力であることを痛感した。

こういう人たちには、どのようなスピリチュアル・ケアが求められているのだろうか。

この夏、昨年のルルドへの旅につづき、第二回目の「スピリチュアル・ケアを体験する研修ツアー」に参加し、イタリアの各地を旅した。

今世紀のカトリックの聖人として知られるピオ神父ゆかりのサン・ジョヴァンニから、ローマの聖ペトロの大聖堂、そして聖フランシスのゆかりのアッシジを訪ねるという一五〇〇キロにわたるイタリア縦断のバス旅行。

このツアーには、昨年と同じく「生と死を考える会全国協議会」会長のシスター高木に誘われ同行した各地の「生と死を考える会」の世話人やメンバーたちが多く参加していた。なかには近親者との離別による喪失体験者が何人も参加しておられた。

将来、音楽家として羽ばたくことを夢見ていた息子さんを交通事故で一瞬にして失い、その後まもなく夫と離別し深い傷を負った中年の女性。二人の子どもを遺してがんにより若くして妻に先立たれた高校の教師。朝、家を出るときに「じゃ、今夜ね！」という言葉を最後に事故で夫を亡くした女性など。

何人もの人たちの悲惨な離別体験に耳を傾けながら、こういう方たちは何を必要とし、求めておられるのかと思い巡らしながら、私は精一杯、ただひたすら一人一人の心に、魂に寄り添うことに努めた。

と同時に、このような喪失体験に遭遇した人たちは、どのようにして人生の試練を克服してこられたのか、あるいは乗りこえようとしておられるのかと想いを馳せた。

このツアーに参加している人たちの大半は、信仰心を得て、試練のさなかに〝神〟との出会いを体験し、〝神の愛〟を信じてその試練を克服してこられた人たちだ。人生の危機を人生の再生の機会として乗りこえられた人たちである。

では、そういった〝神との出会い〟やスピリチュアル・ケアの体験は、どのようにして起こりえたのだろうか。

そこには、希望の光を失い、悲しみの暗闇の中であえぎ嘆いていたとき、その人に寄り添うことをいとわず、共感と共にあるがままを受け容れてくれる人との出会いがあったことが、話を聞いていてうかがい知れる。

そういう人との出会いは偶然によるものかもしれない。いや、必然の出会いとも言えるものかもしれない。信仰心のある人は、それを〝神の摂理〟とか〝仏の慈悲〟と言う。あるいは〝出会うべきご縁〟によるものだとも言う。

その出会いのきっかけはなんであれ、そういう人との出会いにおいて、双方の心が通い、魂がふれ合うという体験を通して起こりえたことなのだと思う。

喪失体験を心理的、精神的に乗り超えるには、喪失にともなうさまざまな真の心情（特に悲しみや怒りなど）を吐露する作業（悲嘆の作業《グリーフ・ワーク》）が必要である。

そのグリーフ・ワークを促し、その作業の最中《さなか》に身と心と魂で共に寄り添うことによって、体と心と魂は〝癒し〟へと導かれる。そこにスピリチュアル・ケアが生じるのだと私は思う。

陳腐な慰めの言葉を語らずとも、嘆き、悲しみ、心の痛みに耐える状態のあるがままを受け容れ、支えてくれる。その瞬間、その〝沈黙〟の中に〝神〟の存在、自分をケアする〝他者〟の存在を実感し、その共感と受容と思いやりに満ちた他者との関係の中に〝癒し〟と〝赦《ゆる》し〟と〝再生〟が生じるのではないだろうか。さらに〝生きつづける勇気と希望〟が与えられるのだと思う。

10　自分が自分に与えるケア

スピリチュアルに栄養不良の状態なら

スピリチュアル・ケアの生き方でもっとも大切な、自分が自分に与えるスピリチュアル・ケアについて考えてみよう。

他者に対してスピリチュアル・ケアを十分に提供することができない人は、まず、他者からスピリチュアル・ケアを十分に受けていない（あるいは、過去に受けた経験が少ない）ことが、その大きな原因であると思う。

自分の存在にとって重大な影響を与える親との関係や、成人後における友人や結婚のパートナーとの関係においてスピリチュアル・ケアが欠けていること。いわばスピリチュアルに栄養不良の状態であることに原因があると思える。

フィジカルな面でのケアは十分であっても、スピリチュアルな面でのケアが不十分な状態で日々の営みを続けている。相手の心を見ることを怠り、魂でふれ合うこともなく、表面的、便宜中心的、自分勝手なかかわり方で日々の生活がくり返されている。そういう親子関係、夫婦関係においては、スピリチュアルに栄養不良な人間になったとしても不思議ではない。

そういったスピリチュアルに栄養不良の人間は、他者の心の訴えや〝魂のうずき〟に疎い人間になってしまっても当然であろう。そういう人に他者へのスピリチュアル・ケアを期待しても空しい結果に終わってしまう。

でも、そういう人たちにも〝救い〟はある、と私は思う。自分で自分自身のスピリチュアル・ケアをするという道がある。自分で自分のスピリチュアルな生き方を豊かにすることは可能だと思う。

私は、人間には自分を変えること、自分の過去の影響を変える能力が備わっていると信じるからだ。

先の章で述べたように、人間はもともとスピリチュアルな存在であり、そのスピリチュアリティを育てる能力を潜在的にもっているのだと思う。

では、その能力をどのようにして育てることができるのだろうか。自分が自分に提供するスピリチュアル・ケアの方法をいくつか考えてみよう。

人生を高い視座から俯瞰《ふかん》しよう

人間には、折々に自分の人生観や価値観を異なった視座から見つめ直すという作業をすることが必要だと思う。

長いあいだ居つづけてきた場所（心のスペース）を離れ、視界が広がる高い場所から（132頁の図を参照してほしい）、現在の生き方や他者（特に親、恋人、結婚のパートナーなど）とのかかわり方を見つめ直すことが必要だと思う。

そうすることによって、自分の生き方、ものの考え方、人間関係のあり方などにおける問題の気づきが生じるからである。

そして、誕生してから現在に至るまでの人生の生き方をふり返ってみると、自分がこれまでに生きてきた歩みにおいて親しくかかわってきた人たち（親、家族、教師、友人、結婚のパートナーなど）により支えられ、〝生かされて〟生きてきたことに気づかされるかもしれない。

さらに、自然や宇宙のすべての営みの背後にある〝大いなる存在《サムシング・グレート》〟とか、〝神〟や〝仏〟に守られて生かされてきたことへの感謝の想いに導かれることもあるだろう。

自分も含め、すべての命が、その目に見える命を超えたところに存在する大きな〝いのち〟の一部として生かされている存在、単なる生物としての生きものではなく、スピリチュアルな〝いのち〟を宿した存在であることに気づかされるかもしれない。そして、自分のスピリチュアリティを養い、育てることの必要性に目覚めるかもしれないのだ。

こういった、自己のスピリチュアリティの覚醒に導かれることから、自分の周りにいる人たちのスピリチュアリティにも関心を抱くようになり、スピリチュアリティをケアし合う生き方へ向かうのではないかと思う。

さらに、〝大いなる存在《サムシング・グレート》〟との一体感に基づく自分の「バース・ビジョン」（この世にもって生まれた使命に基づく人生のビジョン）に目覚めることになるかもしれない。そして、自分の人生をなんらかの目的意識をもってビジョンに燃え、いきいきと生きる意欲も生ずるようになるのだと思う。

自分の〝魂の叫び〟や〝魂のうずき〟に心を向けよう

一日のうち一度は、外に向いている目を自分の内に向けてみる。そして自分の〝魂の叫び〟や〝魂のうずき〟を感じ取ってみよう。

何を感じ、何を思っているのか。喜怒哀楽の心情に素直に対面してみる。もちろん、それらの心情は自分の周りの世界とのかかわりの結果として生じるのだが、周りのことはさておき、自分の心に生じていることに目を注ぎ、耳を傾け、それが自分の心の中に起きているという事実を認識し、受け容れることが必要なのだ。

こういった、いわば自分の心の中に焦点を合わせる作業、これを「センタリング・メディテーション」と呼んでもよい。そういう作業を促す手法として、宗教の世界では祈りとか瞑想といった手段を用いたりする。

たとえば祈りにもさまざまな形があるが、自分の存在のセンター（魂と言ってもよい）が求めているものに目覚めるためには、人間として生きるために本当に必要なものは何かが示されることを求めるといった祈り方がよいだろう。

このように、まず、自分のセンターに目を向け、自分の魂の叫びやうずきに通じることによって、周りの人々や身近な人たちの魂の叫びやうずきに関心を示せるようになるのだと思う。

自分の心の傷に気づき、〝癒し〟を求めよう

人生の営みにおいてトラウマ（心に深く残る衝撃）となって存在しつづけるような心の

傷を受けることがある。そういう傷は他人の言動（意図的であるなしにかかわらず）に起因するものであったり、自分自身が経験した事故や挫折によるものであったりもするだろう。あるいは、自然災害など、非人為的なものによる場合もある。

いずれにせよ、心の傷がトラウマとなり、心の奥に封じこめられ、長い年月にわたって存在しつづけることがある。そして、折々に頭をもたげうずく。プロローグの中で述べた私の状況が、まさによい例である。

そういった心の傷は、大小にかかわらず、その傷の存在に気づき、それが癒されることが必要である。さもないと、その癒えていないトラウマがさまざまな形で、その個人の人間形成に負の影響を与えることになるからである。また、もろもろの人間関係の営みにも影響を与えることになる。

では、その〝癒し〟の手段や方法にはどんなものがあるのだろうか。

ひとつは旅に出ることだ。ここで言う〝旅〟とは、単なる観光目的の旅行とは違う。日常の仕事や生活の場から離れ、非日常の状況、環境や時の流れの中に身を置く。

できれば美しい自然にふれるのがよいだろう。自然の〝いのち〟の営みに目を見張り、自然の一部としての自分のいのちに目覚め、大きな〝いのち〟との一体感や統合感覚に導かれることにもなりうるからである。

また、人との出会いが〝癒し〟につらなることもある。他者との新鮮な出会い。心や魂のふれ合う体験をもたらすような人との出会いや交流が、癒しをもたらすことにもなりうるだろう。

再び私自身のことを記すと、私の心のトラウマの癒しは、そんな人との出会いが大きなきっかけとなった。私を批評することはあっても、決して裁かず、非難せず、助言することはあっても、〝こうすべきだ〟と指示したりしない人。私の立場に立って理解し、私のあるがままを受け容れようと努めることができる人。そんな人との出会いが、私の深い心の傷、長く引きずっていたトラウマの癒しのきっかけとなった。

そして、二十年の単身生活に終止符を打ち、その人と人生を再出発した歩みの中で、心身ともに癒し合い、ケアをし合う日々の営み。それが私たちにとって欠かせないスピリチュアル・ケアとなっている。そういう生活が、日々出会う人たちにもスピリチュアル・ケアを提供するのに必要な、私たちのエネルギー源になっていることはまちがいない。

こういった自然や他者との出会いのほかに、セラピストによる〝癒し〟を求めることもよいだろう。もちろん、セラピストと名乗る人ならだれでもよいということではない。単なる技法にすぐれた人ではなく、心から信頼できる、思いやりの豊かなセラピストとの対話が〝癒し〟につらなりうるのである。

ただ、究極的には、心の傷は他者によって癒されるというよりも、自分が癒すことなのだと思う。そこで、次に、そのことを考えてみよう。

自分自身を赦《ゆる》そう

心の傷にもいろいろあるが、特に罪責感にさいなまれることによる心の痛みは大きい。プロローグに述べたように、私の心には幼児期の体験に基づく母親に対する怒り、父親に対する憎しみの心が宿っていた。いくたびかセラピーを受けたが十分には癒されていなかった。

その傷の影響は成人後も長く続いていた。女性に対する不信感や不安感が心のどこかに潜んでいた。また、権威や体制に対する反発心となり、私の人間関係にさまざまな形で負の影響を与えてきた。また本音を隠し、表面をつくろう性格、自己開示が苦手で、自分勝手に合理化し、自己の正当性を頑固に主張する性格の人間になっていた。

そして、そんな自分がときに嫌になるといった自己嫌悪感が心の中に漂っていた。

私の心を悩ましつづけていたのは、そんな自分を赦《ゆる》せないという感情だった。

（〝許し〟と〝赦し〟という言葉を私は次のように使い分けている。〝許し〟とは、人の過ちを許し可とするという〝許可〟のニュアンスがある。上位の者が下位の者に与えるという心の姿勢に基づくもの。一方、〝赦し〟は過ちを犯した人自身をあるがままに受け容れるというニュアンス。そこに〝赦し合う〟という平等な関係が生まれる。）

父と母がそれぞれ歳老いて死去する数年前になり、やっと両親を赦し和解を体験することができたのだが、私は私自身の心とは和解していなかったのだ。まだ癒えていない傷が残っていた。

その傷がルルドで癒されるという体験をしたことはプロローグで述べたとおりである。その〝癒し〟は、何十年ものあいだ待ち望んでいた母からの〝赦し〟を感じとり、確信したことによってもたらされたのだ。それは私の心の投映であったとしても、その〝赦し〟によって、私は自分自身を赦すことができたのである。

母が、私のあるがままを受け容れてくれている。その母の受容を私が受容している。この「受容の受容」を実感したときに、私は私自身を責める罪責感の重い足かせから解放されていたのだ。つまりそれは、私自身が自分に〝赦し〟を与えているということであったのである。

人はしょせん、不完全な生きもの。どんなに完全を求め、完全に生きることを望んでも空しい努力に終わってしまう。欠点があって当り前なのだ。その欠点を見つめ、欠点がある自分を責める必要はない。また、欠点があってはならないと考えてしまうと、欠点があたかも存在しないようにふるまい、いつのまにか偽善者になってしまう。

欠点がある自分のあるがままを認め、受け容れ、その自分と和解し、そういう自分を赦すことが必要なのだと思う。

このように、自分を受け容れ、自分を赦すことができる人は、欠点（と勝手に思いこんでいる）をもった他者のあるがままを受け容れ、また、赦すことが可能になるのかもしれない。さらに、人のすぐれた特性を素直に認め、感謝する心も生まれてくるのではないかと思う。

そういう他者とのかかわり合い方が、スピリチュアル・ケアを生み出す土壌となるのではないだろうか。

エピローグ――スピリチュアル・ケアは両方向に

ケアの提供者も、自分をケアする必要がある

本書は主として、スピリチュアル・ケアを人々に提供する人たちを念頭に書かれたものである。これまでに多くのことを綴ってきたが、最後に、スピリチュアル・ケアを提供するうえでとても重要な二つのことを改めて述べておきたいと思う。

ひとつは、前章でもふれた〝自分自身に対するスピリチュアル・ケア〟の大切さである。ケアは、ケアを受ける者だけではなく、ケアを提供する者自身も必要としていることを忘れてはならないということである。

二つ目は、スピリチュアル・ケアは一方的に提供するものではなく、相互に与え合う行為であるということ。

まず、ケアは、ケアを提供する者自身が必要としているということを少し考えてみよう。本書において、人間はみなスピリチュアルな生きものであるということを述べてきた。こ

のことを、まずケアを提供する者自身が受け容れ、実感していることが、ケアの大前提であると私は思う。

自分自身のスピリチュアリティの理解なくして、自分と対面している個人のスピリチュアリティを理解することはできないからである。また、実感がなければ、理解はしていると思っても、それは浅薄であったり、単なる知的な理解にとどまってしまうからだ。

プロローグでふれた〝傷ついた癒し人〟という概念をここで再確認したい。自身の傷や病に気づき、それを受容していなければ、癒しを必要としている人の傷や病を理解し、受容することはむずかしいのだ。まして、適切な癒しになるような援助行為を提供することなどできない。また、自身の〝魂のうずき〟や〝魂の叫び〟に疎い人間が、他者の魂のうずきや叫びを理解することは至難の業だと思う。

そこで、スピリチュアル・ケアを提供する者にとって、まず自分の魂のうずきや叫びに心を向けることの大切さを強調したい。自分は何を求めているのか、自身どんなスピリチュアル・ケアを必要としているのかをまず知ることが大切なのだ。

そのためには、自分の人格の中心に意識を集中する「センタリング・メディテーション」を試みることをすすめたい。

こういった作業を重ねることで、自身のスピリチュアル・ケアの必要性に目覚め、ケアを求める行為も生まれてくるのだと思う。また、その結果、スピリチュアル・ケアを必要とする人々のニーズへの理解も深まり、ケアを提供するエネルギーも生じるにちがいないと思う。

ケアする人は、ケアされる人から癒される

そしてもうひとつ、スピリチュアル・ケアは決して一方的なものではなく、相互に与え合う行為であるということを強調しておきたい。

つまりスピリチュアル・ケアを提供している人自身が、スピリチュアル・ケアをその相手から受けているということがある。逆に、スピリチュアル・ケアを受けている人が、意図的であるなしにかかわらず、ケアを提供している人にケアを与えているということがあると思う。

要するに、スピリチュアル・ケアは健常者が非健常者に与えるだけのものではないということだ。大人が子どもに与えるだけのものでもない。非健常者も健常者に与えることができるし、子どもから大人も受けることができるものだ、と私は信じる。

こういったスピリチュアル・ケアの〝両方向性〟は、どんな人間関係においても言える

と思う。

こういう話を想い出す。

だいぶ前のことだが、かつて九州大学でご指導をいただいた牛島義友教授から、ある会合で、当時、御殿場に建設中の心身障害者の施設の話を聞いたことがある。

教授は、心身障害者と生活を共にしながら建設工事を手伝うために夏休みにこの施設を訪ねた大学の学生たちについてこう語った。

「だいたい、学生たちは心身障害者たちになにか教えてあげよう、助けてあげようといった意気込みをもって出かけていくんですが、しばらくすると、学生たちに変化が生じてくることがわかる。

そして、最後の日の〝ふり返り〟の時間になると、学生の大半は同じことをいうんです。『〝教えてあげよう〟とか、〝助けてあげよう〟と思ってきた自分が、逆に心身障害者の人たちから教えられたことが多かった』と。

日頃、人間として純粋な生き方に疎い生活をしていることが多い学生たちが、心身障害者たちの、ものごとを純粋に感じたり、考えたりする生き方にふれ、そのように生きることの大切さを教えられ、生まれ変わって帰っていく。

心身障害者たちには、そんな目に見えるような変化は生じないかもしれない。ところが、彼らにふれる健常者たち——少なくとも表面的にはそう見える——のほうが変わっていく。たいした創造力ももたないように思える人間にも、このような人を変えるほどのすごい創造力が働く」

この話は、ルルドで働くボランティアの女性がさりげなく語っていた言葉を改めて想い起こさせる。

「ケアすることで、私もスピリチュアル・ケアを受けている気がします」

彼女の清純な表情が、いまも私の心の中に焼きついている。

ところで、プロローグでも述べたように、この日本人女性がどういう事情があって、ボランティアとして働くことになったかくわしいことはわからない。

ただ、「フランスを旅している途上でルルドのことを耳にし、予定を変えてルルドを訪ね、そのままボランティアとしてしばらく滞在することになった」とだけ語っていた。

単なる観光旅行をしていたのかもしれない。それとも失恋でもして傷心を癒すための一人旅？　あるいは、日常の生活や仕事に疲れ、非日常の世界の中で自分をふり返るために旅をしていたのかもしれない。そして、旅先で出会っただれかからルルドの話を聞き、何かに導かれるようにルルドを訪ねることになったのかもしれない。

その理由は私の想像の域を出ないのだが、いずれにせよ、きっとなにか自身の中に〝求めているもの〟があって旅をしていたことはまちがいないだろう。私たちが一人で旅をするときは、たいてい自分の中になにかしら〝欠けているもの〟を感じていて、それを満たすために旅に出るのだから。

おそらく、この女性も、〝魂のうずき〟と言えるようなものを感じていたから、旅に出て、その途上で聞いたルルドを訪ねることになったのではないだろうか。

そして、ルルドで人々が体験していることを自分の目と耳で見聞し、肌で感じとった〝何か〟に促され、病める人たちをケアするボランティアとして働きながら、しばらく滞在することになったのだと思う。「病める人たちをケアすることを通して、自分もスピリチュアル・ケアを受けている」という言葉の背後にある彼女の想いを、こんなふうに私は勝手に想像していた。

〝魂のうずき〟に導かれて

私たちは、自分自身がスピリチュアルな生きものであるということも、スピリチュアル・ケアを必要としているということも、日常の生活の中ではあまり意識していないのだと思う。それが、ある日、突然、自分のスピリチュアリティの存在に気づかされる。さらに、スピリチュアル・ケアを必要としていることにも。

もちろん、そこに至る経緯は人によってさまざまだ。何年も、あるいは何十年ものあいだ引きずってきた〝心の傷〟〝癒しを必要としている傷〟が人生の折々に心の奥底でうずく。そのうずきを感じながらもどうやったら癒されるのかもわからず、放置していた傷が、何かの出来事によって再び痛みだす。

その出来事は、前にも書いたように、人によって異なる。ある人にとっては大病を患い自分の死をかいま見るような体験であったり、人間関係の葛藤に悩み苦しむという体験、あるいは、異性との関係や結婚生活の破綻《はたん》、失業、退職などによる生きがいの喪失体験といったことかもしれない。

そういった、いわば人生の危機体験や転機になるような体験のさなかに、ふとした偶然の〝出会い〟がきっかけとなり、癒しの体験に導かれることがある。

私のルルドへの旅立ちも、そんな偶然性と必然性が交錯した出会いがもたらしたものであった。

かつていっしょにしばらく仕事をしたことがある友人から、ある日「スピリチュアル・ケアの体験による研修ツアー」への誘いを受けた。そのとき、私は心の奥深くに宿っていた〝魂のうずき〟を再び感じたのだ。そして、〝私自身が今スピリチュアル・ケアを必要としている〟と気づき、ルルドできっと癒されるにちがいないという予感を抱いたのだ。

ルルドでの〝癒しの奇跡〟の話は何年も、いや何十年も前に聞いて知っていた。いつかは訪れたいと望んでいたのだが、そのことを私はすっかり忘れていた。

友人から誘われたとき、とっさに、〝今がその時だ〟と直感し、参加を決心した。

そしてプロローグで述べたような、私にとっては〝奇跡〟としか言いようのない体験をしたのである。

ルルドでささげた祈り

ルルドでの私の体験のもうひとつのハイライトをここに綴ろう。

ルルドで毎晩行なわれるロウソクの光によるミサのことをプロローグの中でふれた。大聖堂の前の広場で行なわれる〝癒し〟を求める人たちのために〝とりなしの祈り〟をささげるためのミサである。

会堂の入口の広いプラットフォームに祭壇が設けられ、何人もの司祭やミサをつかさどる司式者や協力者たちが立ち並び、ミサに集まってくる人たちを迎える。

あの夜、私はシスター高木とともに日本語で祈りをささげるために壇上に立ち、ミサに集う人たちを迎えていた。

太陽が沈み、夜のとばりが下りる頃、ルルドの聖域のあちこちからロウソクを手にした人たちが列をなして静かに歩を進め集まってくる。聖母マリアを讃える歌声が流れる中をロウソクの光の列が揺れ動く。その光景に私は病める人たちの心のうずき、魂のうずきの波動を感じた。

私の体は熱くなった。私の心も魂も、目の前に居並ぶ人たちの心と魂に共鳴した。この日の朝、私が長年かかえていた心の傷が癒されるという体験をしたことへの感謝の想いに満たされていた。そして、祈った。

ここに集まっている何千もの人たち(病める人たち、付き添っている家族、そしてボランティアの人たち)が今ひたすらに求めている〝癒し〟がこの地ルルドで体験できるようにと。この地でのスピリチュアル・ケアを受けることにより、体の病の癒し、心の癒し、魂の癒しがこの人たちに訪れるようにと。さらに、今、この地球上でもろもろの傷を負っている人たちに〝癒し〟がもたらされるようにと、〝とりなしの祈り〟をささげた。

そして、私のこれからの人生においてなすべきこと、いまだ成し遂げていない、〝バース・ビジョン〟(この世に生まれてきた自分の使命)を改めて想い起こし、それを達成する決意を固めたのだ。

本書は、このような私の決意のひとつの産物である。私の人生においてのスピリチュアル・ケアの生き方を顧みながら、人間として生きるうえで欠かせないスピリチュアリティの意味を探るために多くのことを綴ってきた。

今ふり返ってみると、これまでの四十数年におよぶカウンセリングやサイコセラピーの臨床の場で、私は多くの人々のさまざまな悩みに耳を傾けてきた。そして、それらの悩みの背後に、痛み、傷ついた精神や魂を感じとったこともいくたびかあった。

でも、それらの一人一人のその傷に、病に、十分なケアを提供しえたとは思えないことが多々あったと思う。それは、ひとつには私自身が〝傷ついた癒し人〟になりきっていなかったからであるかもしれない。そんな自分を悔やむ。

本書がそれらの方たちに対する償いになればという想いが、執筆動機のひとつであったとも思う。

と同時に、本書が、スピリチュアル・ケアによって生きることの大切さに気づきはじめている人たちにとっても、なんらかのヒントになれば幸いである。スピリチュアル・ケアを提供する立場にある人にとっても、それを受ける立場にある人にとっても――。

本書を終える前に、ひとつの私の願いを綴ろう。

スピリチュアル・ケアへの人々の関心はいま高まっている。でも、まだまだ未開拓の分野だ。そこで、読者のみなさんの感想や、スピリチュアル・ケアの体験を綴り、送ってほしい。

許されるなら、それらをスピリチュアル・ケアの事例集としてまとめ広く紹介したいと思う。そのことを通し、さらに、世の中の人々にスピリチュアル・ケアの重要性を認識してもらえるのではないかと思うからである。どんな小さな体験でもかまわない。「こういう体験によって、私はスピリチュアル・ケアを受けた」という体験を綴ったものを左記の宛先のどちらかに送ってほしい。

送り先

〒一〇七—〇〇六二
東京都港区南青山一—一五—二
南青山スタジオ　フラット三〇一
ライフマネジメント研究所　東京事務所
FAX　〇三—五七七〇—五一九二

〒九〇四―〇四〇一
沖縄県国頭郡恩納村名嘉真一七六五―一七
ライフマネジメント研究所　沖縄事務所
ＦＡＸ　〇九八―九六七―八四九一
Ｅメール　kondo@life-management.jp
ＨＰアドレス　http://www.life-management.jp/

あとがき

本書の執筆のきっかけは、「スピリチュアル・ケアの体験による研修ツアー」に昨年の夏に参加し、ルルドで〝癒し〟の体験をしたことにあった。「赦《ゆる》し」と「再生」による私の新しい人生の最初の仕事。それが本書の執筆であった。

このようなきっかけをつくってくださったツアーの団長の日野原重明先生とシスター高木のご両名に心からの感謝の意を表したい。さらに、ご両名から本書への推薦のお言葉もいただき、重ねがさね感謝申し上げます。

第4章でもふれたが、この夏も第二回目の「スピリチュアル・ケアを体験する研修ツアー」に参加し、イタリアのいくつかの聖地を旅し、感動あふれるときを過ごした。〝傷ついた癒し人〟としての私のこれからの働きにさらなるインスピレーションとエネルギーをいただいたという想いに満たされている。

ツアーの途上、日野原先生はツアーでのご自身の体験や感想をいくたびか参加者に語られた。その中で、特に、「私たちの次の世代、子どもたちの世代に、希望を、私ども大人が与え、遺さなければならない」と強調されていた。そして、「それがスピリチュアル・ケアではないか」と。それは、「私たち一人一人がパッションに燃え、さらにそれがコンパッション（人の心の痛みを共に分かち合う）となって、隣人とのかかわりにおいて示されることによってのみなしうるのではないか」ともおっしゃっていた。

これと同じような想いをもって綴ってきた本書が、この想いを実現するために少しでもお役に立つなら、まことに幸いである。また、本書を通して、そのような想いをより多くの人々が共有するに至ることを心から念じながらペンをおきたい。

いま、世界は大きく揺れ動いている。歴史の波動は下降線をたどっているようにも感じられる。でも、私はこの歴史の波動を上向きに変えるのに不可欠と考える「スピリチュアル・ケア」の実践を努める人が一人でも増えることに人類の将来への希望を託したい。

二〇〇四年九月

近藤　裕

〈著者紹介〉

近藤 裕（こんどう ひろし）

1928年千葉県生まれ。サイコセラピスト、教育学博士（臨床心理）。早稲田大学専門部を経て西南学院大学を卒業。九州大学教育心理学教室で学び、米国へ留学。1971年、ニューオリンズ・バプテスト神学大学院教育学部臨床心理学科ドクターコース卒業。その後、バークレー市のヘリック・メモリアル病院で心理相談室長を12年間務め、帰国。東京女子大学、昭和大学藤が丘病院で講師を務める。1997年、沖縄に移住。癒しの家「うりずん」を建てる。現在、ライフマネジメント研究所所長として、沖縄と東京を行き来しながら、臨床・講演・執筆活動を行なっている。著書に『こころのケア』（JMAM）『「ノー！」という勇気があなたの人生を変える』（ダイヤモンド社）『前向き気分になるカウンセリング・ブック』（三笠書房）など。

スピリチュアル・ケアの生《い》き方《かた》

2004年10月30日　初版発行

著　者　近　藤　裕

発行者　増　田　正　雄

発行所　株式会社　地《ち》　湧《ゆう》　社
東京都千代田区神田東松下町12-1（〒101-0042）
電話番号・03-3258-1251　郵便振替・00120-5-36341

装　幀　小島トシノブ［NONdesign］

印　刷　モリモト印刷

製　本　根本製本

万一乱丁または落丁の場合は、お手数ですが小社までお送りください。
送料小社負担にて、お取り替えいたします。
ISBN4-88503-181-8 C0095

いのちの輝き感じるかい
「牛が拓く牧場」から

斎藤晶著

北海道旭川の山で、牛と草のいのちの力に任せて美しい牧場を作ってきた老人が語る、素朴でこころに響く言葉を、牧場のカラー写真と共に贈る。安らぎと自分らしく生きる勇気を与えてくれる本。

A5変型上製

心の治癒力
チベット仏教の叡智

トゥルク・トンドゥップ著／永沢哲訳

日常的に感じる身心の苦痛や痛みをどう受け止め、どう手放すか？　さらに、その苦しみを糧として自由に生きるには？　チベット仏教をベースとした体と心の癒しを語る懇切丁寧なマニュアル。

四六判上製

癒しのしくみ

樋田和彦著

病気とは何か、癒しはなぜ起きるのか。O—リングテスト等ユニークなテスト法を駆使して、体の絶妙なバランス機能を明らかにする。心と体のつながりをとらえながら、癒しの全体像を映し出す。

四六判上製

ゴーイング・ウイズィン
チャクラと瞑想

シャーリー・マクレーン著／山川紘矢・亜希子訳

自分自身を理解し、愛することから、肉体と精神のバランスを司るチャクラの解明へ。シャーリーが学んだ様々な瞑想法の解説を中心に、宇宙と人間の調和を語った自己変革のための実践ガイド。

四六判並製

地湧きのことば

地湧社編

農業者、医者、科学者、教育者、宗教者、その他肩書きのつけようのないさまざまな分野の人々が、自分自身の体を通して得た智恵を語る。読み進めるごとに心が洗われ、生きる元気がわいてくる本。

四六判並製

17歳のオルゴール

町田知子著

脳性マヒの重い障害を持つ著者が、不自由な手で大学ノートに書きつづった詩と文章を、その力強い震えた文字のまま本にした。多感な年頃の挫折と希望を文字に託して、命とは何かを訴えかける。

B5判変型

お金いらずのダイエット
あなたもプラス思考でやせられる

松本光正著

30年にわたって健康のための肥満解消指導をしてきた著者が、これまで出会ってきた患者の様々な言い訳にユーモアたっぷりに応えながら、お金をかけずにダイエットを成功させるコツを伝授する。

四六判並製

食べもので若返り、元気で百歳
生命はミネラルバランス

中嶋常允著

ミネラルのバランスを十分にとると、体の機能は飛躍的に高まる。それは動植物みな同じ。四〇年にわたり土と作物の研究を続けてきた著者が、健康・美容とミネラルの関係をわかりやすく解説。

B5判並製

わらのごはん

船越康弘・船越かおり著

自然食料理で人気の民宿「わら」の玄米穀菜食を中心とした「重ね煮」レシピ集。オールカラーの美しい写真とわかりやすい作り方に心温まるメッセージを添えて、真に豊かな食のあり方を提案する。

B5判並製

玄米家庭料理

馬淵通夫・恭子著

健康によい玄米食をおいしく食べるコツは、魚・卵1、植物タンパク1、野菜3のバランスで、おいしいおかずを作ること。四季の献立とその作り方を紹介し、無理のない玄米食をすすめる入門書。

A5判並製